「子どもの発達障害」に薬はいらない

井原 裕

青春新書
INTELLIGENCE

はじめに　発達障害の子どもに薬は無意味!?

発達障害と診断される子どもが増えています。

実際、全国の公立小・中学校で「通級指導」（比較的軽度の障害のある児童生徒が、通常学級に在籍しながら障害の程度に応じて特別な指導を受けるための制度）を受けている子は、２０１６年度に９万８０００人を超えました。この二十数年で８倍に増えたことになります。その通級指導を受けている生徒のなかに、多数の発達障害児が含まれているというのです。

そして今、その発達障害の子どもにおいて、薬を飲むケースが増えています。本来その多くが大人のために開発されたはずの薬を、小学生のような若年者が飲んでいるのです。

私はこの状況を非常に危惧《きぐ》しています。

そもそも、発達障害と診断された子どもは、薬を飲んだら「発達」するのでしょうか。

何のために、発達障害児に薬を飲ませるのでしょうか。私は、疑問を覚えます。

もちろん、薬が有効に作用し、発達障害児の発達のために何らかの資するものがあるとすれば、それは大いに結構です。でも、結論からいうと、薬は発達障害児を発達させません。薬を飲めば、発達障害児がすくすくと発達しはじめるなどということはありません。薬を飲むことで、発達の障害が除去されることもありません。

そういった意味で、原則として、私は子どもの発達障害に薬はほとんど意味がないと思っています。

もちろん、発達障害に伴う落ち着きのなさや興奮、眠気などに対して、補助的に薬を使えば、多少の効果があるかもしれません。でもそれは単に困った行動を表面的に抑えているに過ぎず、発達障害児の健やかな成長に役立っているとはいえません。薬は、一時的な使用にとどめるべきであって、漫然と飲み続けるべきではないでしょう。

なお、本書でいう「薬」とは、基本的には向精神薬のこと、つまり、精神に向かって効果をあらわす薬、こころに効く薬で、抗うつ薬、抗不安薬、抗精神病薬、睡眠導入剤、精神刺激薬などのことを指します。

向精神薬とは別に、ホルモン製剤というものがあり、そのひとつが成長ホルモンです。

小児科ないし児童精神医学の精神行動障害のなかには、成長ホルモンが生まれつき不足していて、それを補う必要のある子どもたちがいます。この子たちには成長ホルモンは必要です。それなくしては、健やかな成長は望めません。成長ホルモンは、成長ホルモン分泌に障害のある子どもたちにとって、心身の発達を促す、大切な薬です。

こういう意味のある薬が世の中にはあります。私としては、子どもの発達を促すために一切薬を使うなという極論をいうつもりはありません。

私はよく「薬を使わない精神科医」などといわれます。でも、正確には、薬に「頼らない」精神科医に過ぎません。薬を使わないわけではなく、薬を完全に否定しているわけでもありません。ただ、薬を使う場合は必要な範囲にとどめています。実際、外来の患者さんの40%ほどが「薬なし」です。

必要な薬は処方しますが、薬は「最小限の必要悪」であって、使わないに越したことはありません。使う場合も、「必要な患者に、必要な量を、必要な期間に限って」を原則としています。大人に対してすらそうですから、まして子どもには、私は必要以上に薬を飲ませることはしたくありません。

本書は、発達障害のお子さんを持つご家族の皆さん、発達障害の児童・生徒を持つ学校の先生方、そして何よりも自身が発達障害といわれている少年・少女たちのために書きました。

私は、皆さんが精神科医に薬物療法だけを求めているわけではないはずだと確信しております。私としては、発達障害への薬偏重（いわゆる「薬漬け」）の現状に抗して、一石を投じたいという思いでおります。強引な薬物療法に疑問をお感じの方は、ぜひ本書を手にとっていただきたいと思います。

『「子どもの発達障害」に薬はいらない』 目次

第1章

その薬は本当に必要なのか

子どもに薬を使うことの問題点

第2章 「子どもの発達障害」に薬はいらない

こころの健康をつくる生活習慣

第3章

発達障害の子どもが変わる「眠り方」

自律神経と睡眠の関係

第4章

発達障害という「個性」を生きる

子どもを伸ばすために親ができること

第5章

なぜ、発達障害の子どもが増えたのか？

原因は子どもか、それとも…

本文デザイン／青木佐和子
編集協力／樋口由夏

第1章

その薬は本当に必要なのか

子どもに薬を使うことの問題点

サザエさんは「大人の発達障害」？

誰もが知っている国民的アニメ「サザエさん」。

その主人公はいうまでもなく、磯野家の愉快な長女サザエさんです。日本一知名度の高い主婦といっていいでしょう。

このアニメに、発達障害の専門家が登場したことはなかったと思いますし、絶対に登場させてはいけません。発達障害の専門家は、すぐに人に診断をつけたがります。特に、昨今「大人の発達障害」とか「大人の多動性障害」などということがいわれるようになってきました。こういうときに、「発達障害の専門家」と自称する人を、「サザエさん」に登場させていれば、すぐ指摘するでしょう。

1. お魚をくわえたドラ猫を裸足のまま追いかけてしまう。
2. 買い物に行こうと街まで出かけたところ、財布を忘れたことに気づく。

医者というものは、あらゆることを「症状」だとみなし、あらゆる人に「診断」をつけたくなる悪癖があります。職業病です。

例えば、サザエさんを見て、カルテとペンを与えられれば、1を見た瞬間に、「衝動性あり」と書きたくなります。そして、次に2を見れば、「不注意あり」と記載してしまいます。こうして、「衝動性と不注意を呈した成人期多動性障害の一例」という「症例」がカルテに記載されてしまうのです。

だから、サザエさんを発達障害の専門家のところに連れて行ってはいけません。今のままの愉快なサザエさんでいいではないですか。おっちょこちょいで明るく愉快なサザエさん、だから人気があるのでしょう。

でも、現実にサザエさんのような女性がいたらどうでしょうか。ご近所の奥さまたちの井戸端会議のなかで、「あの人、ちょっと変わっているわよね」「困った人よね。忘れ物も多いし、騒々しいし……」などとウワサされてしまうかもしれません。

例えば、いつもそそっかしくて、突拍子もない行動をとるサザエさんのことを心配したマスオさんが、精神科に連れて行ったとしましょう。

そうして、ひとたび精神科医にかかれば、一目瞭然、「衝動性あり」「不注意あり」ですから、たちまちサザエさんは「成人期多動性障害」と診断される可能性が高いでしょう。

そうすれば、お約束のように「大人の多動性障害に効く薬」というものが出されることになります。

なお、ひと口に発達障害といっても数多くの種類がありますが、ここでは代表的なものである注意欠如多動性障害（ADHD。あるいは単に多動性障害）と自閉症スペクトラム障害について簡単に説明しましょう。

・注意欠如多動性障害（ADHD）

文字通り、「不注意」と「多動性」が主症状です。計画性や落ち着きがないのが特徴です。整理整頓が苦手で、忘れっぽいため、ケアレスミスが多く、だらしないと思われがちでしょう。

また、時に衝動的な行動をとることもあります。思い立ったら居ても立っても居られないタイプで、突然、無計画な旅行を企てたりします。

・自閉症スペクトラム障害（広汎性発達障害、アスペルガー症候群）

対人スキルが上手でなく、社会性に問題があり、特に対人場面での想像力がないのが特徴です。人の思惑を察することが苦手で、いわゆる「空気が読めない」タイプです。

自閉症スペクトラム障害とアスペルガー症候群については、厳密な説明をすると話が長くなってしまいます。一般の方にわかりやすくお話しするとき、私は「自閉症がエスプレッソだとしたら、アスペルガー症候群はアメリカンです」と、コーヒーにたとえます。要は、濃淡の違いだけです。

精神科にかかれば誰でも病名がつく⁉

話をサザエさんに戻します。

私は、「サザエさんは明るくおっちょこちょいの愉快な女性であり、それが楽しい番組になっているのだからそれでいいではないですか」と思っています。

しかし、精神科にかかった時点で、医師は何らかの診断名をつけ、治療をスタートさせてしまう可能性があります。これは、サザエさんだけの問題ではありません。精神医学は理論上、すべての人類に何らかの「病名」をつけることが可能です。

精神科医としては、診察を受けに来た時点で、「この人は何らかの病名を求めている」

という前提で判断します。だから、発達障害に限らず、1億2000万の日本人の誰が精神科医にかかっても、何らかの診断名がつけられることになります。

本当は、診断をつけることが、その人にとってメリットがあるかどうかがポイントです。診断が単なるレッテル貼りに終わっては、有害無益といえるでしょう。

また、「○○症候群」「○○障害」と診断名がつくことで、患者さんのほうも安心してしまうところがあります。何となく生きづらかった、人間関係がうまくいかなかった、トラブルばかり起こしていた。それが「ああ、私が悩んでいたのは病気のせいだったのだ」と思って、「この病名さえあれば、みんなに受け止めてもらえる」ような安心感に陥ってしまうのです。

本当は、病名がつけば誰からも受け止めてもらえるということはないし、本人の抱える生きづらさが解消するわけでもない。病名がついてから、「さあ、これからどうするか?」と問わなければいけないのです。

でも、そのことを忘れて、病名をプレゼントしてもらったことだけで満足してしまう。これは、かえって危険なことです。

診断名がついても解決にはならない

発達障害の診断を下すのは、小児科医と精神科医でしょう。

多くの小児科医も精神科医も真面目に診療をおこなっています。児童精神医学の教科書や論文を読み込んで、その内容を理解しています。自閉症スペクトラム障害にせよ、注意欠如多動性障害にせよ、座学での勉強は十分おこなっており、そこで仕入れた知識をもとに患者さんと対面します。そして、教科書通りに症状を尋ねていって、教科書通りに診断して、ガイドラインに記された通りの治療法、つまり薬物療法をおこないます。

ただ、診断名がついて治療をスタートさせれば、ことは解決するのかと聞かれたら、NOというしかありません。診断名がつこうがつくまいが、患者さんの苦しみや悩み、まわりの家族の困った状況は何ら変わらないからです。

患者さんの苦しみや悩みが、もし、自閉症スペクトラム障害なり、多動性障害なりと関係しているのなら、その関係具合に関して十分検討しなければなりません。そして、その検討のうえで、困難を回避する方法を、医師と患者さんの共同作業としておこなっていかなければいけません。

さらには、1人ひとりの患者さんに、自分がたった1人しかいない、唯一無二の存在だという事実を改めてご理解いただく必要があります。1人ひとりにユニークな個性があり、その人にしかない魅力があるはずです。それをまったく考慮することなく、「○○症候群」「○○障害」といった病名のなかに個性を押し殺してしまうことは、本人のためになりません。

1人ひとりの個性が、ノイズのように粗雑に扱われ、「みんなと違う」というだけで障害にされてしまう。そんなおかしな話はありません。小児科医も精神科医も、診断名をつけることに伴うリスクに鈍感になってはいけませんし、診断される患者さん側も「病気とわかってよかった」と安心しないでほしいのです。

診断とは危険なもの。あらゆる人間の個性を平準化しようとする濁流のようなものです。人格としての個の価値など、一顧だにしません。

でも、医師の仕事とは、個性に病名をつけて、それをならして、矯《た》めて、平均的な人間につくり変えることではないはずです。表面的な行動だけを見て、やれ症状だ、やれ障害だとから騒ぎして、患者さんの生きている生活そのものを見ようともしないで、強引に治療と称する矯正をおこなうことが、果たして精神科医の仕事といえるのか、私は大いに疑問を感じます。

治療の前に、患者さんのこころの内面を大切にすること、個性を尊重して、その個性が世間という荒波にもまれるなかで傷ついてしまったとすれば、その経験をどう乗り越えていくか。そのあたりのことを一緒に話し合うことこそ、精神科医の仕事です。

自尊心の回復が精神科臨床の究極の課題であり、その過程での援助を続けることこそ、精神科医の仕事のはずでしょう。

生徒に薬を飲ませたがる学校の事情

いわゆる困った子、落ち着きのない子、学級崩壊の原因になっているような子に対して、小児科医や精神科医に診断をつけてもらいたがる傾向は、学校にもあります。

実際、私の病院にも、学校の先生から、「息子さん（お嬢さん）は発達障害の可能性があるかもしれないから、病院に行って診てもらってください」と勧められてくるご家族が多いのです。

確かに、授業中に動きまわって落ち着かない、空気が読めずに周囲から浮いてしまうような生徒が学級にいて、先生が困ってしまう状況はよくわかります。でもその裏には、無意識にしろ、「診断名をつけてほしい。診断名さえあれば、特別支援なり、通級なりの別枠に送り込めるから」という学校側の思惑が見え隠れしているように思えてなりません。

それどころか、「薬を飲ませて何とかしてほしい」と訴えてくる例まであります。

実際にあった例ですが、学校側が、落ち着かなくて対応に困った児童の親に対して「とにかく医者に行って薬をもらってきてください」とかなり執拗《しつよう》に迫り、困ったお母さまが来院してきたことがありました。

私は抗議の意味を込めて、診断書を書きました。そこに「付記」として以下のように記しました。

「現在、当科通院中であり、生活習慣をめぐる指導と対人関係に関する助言等をおこなっています。しかし、薬物療法は必ずしも必要ではありません。薬物療法は医学的な判断と、何よりも本人の同意、保護者の意思があってはじめておこなわれるべきことです。一部に、学校の先生方からの熱心な服薬勧奨《かんしょう》があるとも伺っておりますが、このことが事実であるとするならば、ご本人にとっても、ご家族にとっても不本意なことです。どうか行き過ぎた服薬勧奨はお控えいただきますようお願いいたします。」

「薬を飲め飲め」と執拗に子どもに迫るのは、「児童虐待だ」とまでは申しません。しかし、子どもにだって人権があり、意思があり、強制に甘んじなければならないわけではないいと思います。

繰り返しになりますが、精神科にかかった時点で、何らかの診断は下されてしまいます。診断名がつくことで、学校はひとまず安心するのでしょう。

でも、診断名がただちに薬物療法に結びつくわけではありません。結びつけたとしても、それで薬を飲みさえすればすべての問題が解決するわけでもない。そもそも、「薬なんか飲みたくない」という子どもの気持ちもわかるものがあり、それをあえて強制していったい何の意味があるのかと私は思います。

学校において落ち着きがなくて、いくら注意しても直らない生徒におあつらえ向きの診断名が「注意欠如多動性障害（ＡＤＨＤ）」、集団行動が苦手で、行事のたびにトラブルを起こす生徒におあつらえ向きの診断名が「自閉症スペクトラム障害」です。

精神医学というものは、学校の先生が「けしからん」と思っていたり、世間の大人たちが「いかがなものか」と思っていたりするときに、まるで「心中お察し申し上げます」といわんばかりのタイミングで診断をプレゼントしてきます。「その人にベストフィットした病名をご用意しております」という感じです。

小児科医や精神科医が安易に診断することは、学校の要望にお応えして、診断名を贈り物のように与えているようなものです。学校の先生方は、診断をもらうとほっと胸をなで下ろして、「ああ、やっぱり発達障害だったんだな。そうじゃないかと思った。これで安心だ」とでも思うのか、肩の荷が下りたような安堵《あんど》の表情を浮かべるわけです。

医療は万能ではない

学校の先生方は、実に多種多様な児童・生徒たちを受け持っています。十人十色の児童・生徒たちを学校教育の画一主義のなかにしまい込んで、何とか逸脱しないようにして、無事卒業までもっていかなければなりません。「1人でも秩序を乱す生徒がおれば、たちまちなし崩し的に学級が崩壊するのではないか？」、そんな不安を抱えながら学級を運営しています。先生方のご苦労はわからないわけではありません。

しかし、そのうえであえて申します。

今、学校生活上のありとあらゆる問題を、本来、医療の管轄でないものも含めて、十把一絡げに医療に投げてしまう傾向があります。「丸投げ」といえばいい過ぎかもしれませんが、私ども精神科医としては、頼まれれば何とかしなくちゃいけないなと思いつつも、はなはだ困惑しています。

「お医者さんに聞いてみよう」「お医者さんなら何とかしてくれるだろう」、そんな期待を抱いて、学校の先生方が、なんでもかんでも精神科医に相談を持ち掛けようとします。多分、発達障害の専門家と称する医者たちがいなければ、こんなことにはなっていなかったでしょう。

実際、一昔前ならどうでしょうか。職員室のなかで先生同士が話し合って、どうすればいいのか、ああすればいいのかと知恵を出し合ったはずです。NHKの『中学生日記』にせよ、TBS系の『3年B組金八先生』にせよ、かつての学園ドラマには職員室で先生方が「困った、困った」といいながら、話し合っているシーンがしばしばありました。でも、そこで「じゃあ、お医者さんに聞いてみよう」などといいだすシーンはなかったように思います。

「医者に聞いてみよう」と思わなかった理由は、シンプルです。病気だとは誰も思っていなかったからです。

ところが、今日にあっては、学校の問題は冷静に考えれば病気ではないものも含めて、あたかもそれらを病気の症状のように見なして、医学・医療の対象にしようとしていく傾向があります。

かつて、オーストリアの哲学者イヴァン・イリッチが『脱病院化社会』のなかで、このような傾向を「医療化（medicalization）」と呼んで批判しました。その原因は、イリッチは医師が権力を持ちすぎたせいだと考えていました。しかし、私ども医師の立場からすれば、社会が医師に責任をゆだねすぎているせいのようにも思います。

もっとも、この両者は同じコインの裏表かもしれません。学校のなかでの問題行動にどう対応するかと尋ねられても、医師は学校問題の専門家なんかじゃありません。本当のところ何もわかっていないのです。何しろ、授業参観なんかしたことがないのですから、その児童・生徒が学校のなかでどんな問題行動を起こしているのかなど、目撃したことは一度もありません。だから、医者なんて、全然ものがわかっていないのです。

それなのに、尋ねられればつい「なるほど、それは発達障害かもしれませんね」とか「多動性障害の可能性があります」などと口走ってしまう。そうすると、先生たちはいっせいに医師のほうを見ます。そして、「さすがお医者さんだけある。何でもご存じだ。じゃあ、この子の場合、どうすればいいのでしょうか？」などと尋ねてきます。

そうすると、医師としては、おだてにのりやすいというこの職業人に共通の欠点を持っていますので、ついその気になって、「そうですね。私としてはこうすればいいのではないかと思います」などといってしまいます。その場しのぎで対処法らしきことをいってしまうのです。

ところが、学校の先生方は困り果てていますから、誰でもいいから他者の言葉を権威をもって受け止めたい心境になっています。それで、本当は素人コメンテーターに過ぎない医師の意見を、神の宣託のごとくに崇《あが》め奉ってしまいます。

いつの間にか、医師の意見が権威を持ってしまい、校内の問題行動が発達障害の症状のように見なされるようになる。こうして、問題がすべて医療・医学の管轄であるかのようなイメージができ上がってしまうのです。

医師が自分の管轄外なのに、あたかも自分の管轄のようにコメントすれば、学校や社会は医師に責任をゆだねようとする。そうすると、翻って、ますます医師は専門家のようにふるまいはじめる。本当は、医師など学校問題については素人に過ぎないのに、いつの間にか権威者の地位に祭り上げられてしまうのです。

確かにそういった子どもたちに対応するのは大変です。でもその大変さを、教師同士で協力し、話し合いながら、解決していくべきではないでしょうか。何とかこの子たちにいい方法はないだろうかと模索しながら、知恵を絞っていくことが筋ではないでしょうか。そして、そういった場を提供することこそ、職員室の果たすべき役割のはずです。

それを安易に、「医者に行って薬をもらってきてください」というのでは、教育の専門家としての責任放棄のようにも思えます。

端的にいって、「学校での行動上の問題を、あたかも病気の症状のように見なしたがる」「問題のある児童・生徒を患者扱いして、病気をつくり出している」というのが実情なのです。

医師にできないことで、学校にできること

もちろん、医師という立場上、「診断してくれ」と頼まれれば、診断しますし、診断書も書きます。でも、「自閉症スペクトラム障害」にせよ、「多動性障害」にせよ、ただ診断名が決まりさえすれば、それで学校での適切な対応方法が明らかになるわけではありません。私自身は、診断書に次のように付記したことは、1度や2度ではありません。

「精神医学的には○○障害に該当すると考えられますが、この診断名をもって当該生徒の学校での問題行動に対する対応法が導き出されるわけではありません。先生方同士で十分な話し合いを持っていただくことを希望いたします。」

医療は万能ではありません。できることとできないことがあります。率直にいって、学校での問題行動を解決するだけの知恵は、医師たちは持っていないのです。

よく学校の先生方は、私ども精神科医に対して「どうすればいいですか」と聞いてきます。とてもお困りであるということは、よくわかります。

ただ、私ども精神科医は、自閉症スペクトラム障害の一般論、多動性障害の一般論については、多少知識を持っています。でも、ほかならぬこの生徒が、この教室の、この状況のなかで、どうまわりを困らせていて、それに対して、教師としてどうふるまえば事態が収拾するかまではわかりようがないのです。

ほかならぬこの生徒が、この教室の、この状況のなかで、どうまわりを困らせているのか。それを誰よりもよく知っているのは、担任の先生ではないでしょうか。きっと、学校の先生方にできることはたくさんあるはずです。

例えば、どういう状況になるとその生徒は落ち着きがなくなるか、どういう状況でその生徒はうっかりミスを犯すか、どういう状況でその生徒は場にそぐわない行動をとってしまうか、こういった行動パターンをよく見る必要があります。

そうして、その生徒の行動の傾向を理解することを通して、こういう状況ならうまくいくが、こういう状況なら困ったことになるといったことがわかってくる。そうすれば、困りそうな場合は、その対策を考えればいい。

例えば、来週、学校行事で社会科見学があるとする。そういうときに、集合時間に間に合わないとか、班に分かれてのグループ学習の際に、ほかの生徒とのコミュニケーションでうまくいかない可能性があるなどといったことが予想できるはずです。

事前にある程度、起こしそうな問題が予想できれば、それに応じて対応策を具体的に講じればいいわけです。

生徒の行動を見る機会を持てるのは、医師ではありません。先生方のはずです。先生方にできることはたくさんあるはずです。

薬は症状を一時的に抑えているだけ

繰り返しになりますが、発達障害の児童・生徒が薬を飲んでも、それですくすくと発達しはじめるということはありません。発達障害に対して現在使われている薬のなかで、はじめから発達障害を治すことを目的に開発されたものはありません。

薬に詳しい人のなかには、「メチルフェニデート（商品名：コンサータ）があるではないか」とおっしゃるかもしれません。コンサータが注意欠如多動性障害を健康保険上の適応症としていることは事実です。

しかし、忘れてはならないことは、メチルフェニデートは、本来、ナルコレプシーと呼ばれる眠り病の一種に対して、眠気覚まし目的に使われていたに過ぎません。多動性障害に対しては、使ってみたらたまたま効いたことがあって、その結果、多動性障害に使われるようになって、ついに保険収載まで勝ち取ってしまいました。でも、しょせんは眠気覚ましの薬ですから、多動性障害の症状のすべてをこれで治せるわけではありません。

まして、自閉症スペクトラム障害には、治せる薬なんかありません。自閉症スペクトラム障害には、コミュニケーションの障害、社会性の障害、こだわりなどの症状があるとされていますが、これらを改善させる効果のある薬はありません。薬が自閉症スペクトラム障害を治すということはありません。

すなわち、注意欠如多動性障害にせよ、自閉症スペクトラム障害にせよ、発達障害に特効薬はないのです。

ただ、発達障害で使われる薬は、興奮や衝動性を抑えるといった、ある種の行動症状に対しては有効な場合があります。でも、それも一時的に症状を抑えている対症療法に過ぎず、根本的な改善にはつながりません。薬を飲まなければまた症状が出てきてしまいます。薬にできることには、限度があるのです。

その一方で、発達障害の興奮や衝動性は、ある状況に対する反応行動といったところがあります。だから、そのような状況に本人を追い込むことさえしなければ、薬など使わなくても症状は出現しようがないのです。

つまり、「発達障害の治療に、薬は欠かせない」という考え方は、間違っているといえます。薬は使ってもいいが、使わなくてもいい。必須のものではありません。まして、ずっと薬を飲み続けることはナンセンスです。

対症療法であるとは、その行動症状が強く出ているときに一時的に使えばいいということ。必要な薬を、必要な子どもに、必要な量、必要な期間に限って最小限に使うということです。

長期服用が子どもの脳に与える影響

子どもに薬を飲ませ続ける影響について、私が特に強調しておきたいことが1つあります。それは、薬の長期的影響が現時点でわかっていない、ということです。

発達障害の子どもに対して薬を処方すること自体、最近はじまったばかりのことです。例えば10歳の子どもに60年間薬を飲ませ続けて、その結果、その子が70歳の高齢者になったときにどのような弊害があるかについて、まったくデータがありません。安全なのか、危険なのか、誰も知りません。生涯を薬とともに過ごすことによって、その人の人生がどのようなものになるのか、まったくわかっていないのです。

もちろん、ひと昔前の子どもがまったく薬を飲まなかったわけではありません。ただ、今のような大きな規模で、長期間にわたって、医師、教師、親たちのプレッシャーのなかで、子どもたちが薬を飲まされるようなことは過去にはありませんでした。これが将来、どんなマイナスの影響を及ぼすかについては、誰も知りませんし、誰も責任を持って発言することはできないはずです。

私は医師として責任のある立場です。だから、「長い間薬を飲んでも問題ありません」

などとは、口が裂けてもいえません。「大丈夫」などと太鼓判を押すことはできません。そもそも、「問題なし」とか「大丈夫」などといえる小児科医・精神科医はいないはずです。なぜなら、「問題なし」を証明する根拠などないし、大丈夫かどうかなど、誰もデータを持っていないからです。

もちろん、私としては、いたずらに不安をあおるようなことをいうわけにもいきません。子どもの行動症状が激しい場合に薬を使わざるを得ないこともあるのは、わかっています。実際、私も薬を使うことはあります。

しかし、どんな薬にもいえることですが、リスク（危険）とベネフィット（利益）、メリット（長所）とデメリット（短所）とを天秤《てんびん》にかけ、そして医者と患者さんとそのご家族が十分話し合ったうえで、双方納得して使うべきだということです。

子どもに落ち着きがないのは正常

ここまで子どもたちが落ち着きがないことが、あたかも「問題行動」であるかのように書いてきました。

でも、これまでの議論と矛盾するようですが、そもそも子どもは落ち着きがないものなのです。落ち着きがなくて正常。子どものデフォルト（標準行動）は多動であるといっていいでしょう。

日本で子どもが教育を受けるには、一般的に「学校」というところに通わなければなりません。6、7歳になれば小学校に入学し、机を前にして、おとなしく椅子に座って授業を受けるように指導されます。

授業中、椅子に座っていられずに動きまわる子どもが増えたと問題になることがありますが、動きまわる子どもは問題児なのでしょうか。何か特別な障害のある子どもなのでしょうか。

6〜18歳頃、つまり、学校教育を受ける時期というものは、ヒトという動物がもっとも活発な時期、もっとも多動な時期のはずです。この時期に、「45分間、おとなしく座っていなさい」といわれることは、子どもたちにとってなかなか大変なことだと思います。

これをほかの霊長類を例にとって考えてみればいいでしょう。例えばチンパンジーです。チンパンジーの場合、ヒトより寿命が短いことを考慮すれば、ヒトの就学年齢に相当するのは、4歳ぐらいでしょうか。この年齢のチンパンジー40頭を1つの部屋に閉じ込めて、

45分間座っていろと指示して、守ってくれるでしょうか。

　日本列島に生息しているヒト以外の霊長類ニホンザルの場合ではどうでしょうか。寿命は20～30年ぐらいです。となると、児童・生徒の年齢といえば、3～8歳ぐらいでしょうか。この年齢のニホンザルを40頭、1つの部屋に閉じ込めて、45分座っていたらご褒美《ほうび》をあげる。こうしつけても、その指示を守らせることは容易なことではありません。ニホンザルは頭がよくて、日光猿軍団のようにいろいろな芸だって覚えます。でも、そもそも、猿回しがサルを調教すること自体が、動物虐待だという意見すら出されている昨今です。日光猿軍団なみの高知能サルであったとしても、それを40頭、45分間座らせ続けるような無茶なことをさせたら、当然のように動物愛護団体から批判が来ることでしょう。

　ヒトの場合、霊長類のなかでもっとも賢いとされるホモ・サピエンスです。だから、指示を頭で理解して、その通り行動する、つまりおとなしく椅子に座って耐える能力はずば抜けています。

　しかし、その点を割り引いても、児童・生徒たちは、動物学的には若い霊長類のはずです。飛んだり、跳ねたり、駆けまわったりしてこそ自然であり、それを強制的に45分間座らせておくということは、どう考えても不自然なことです。

私は、別に「学校教育は児童虐待だ」などといった暴論を吐きたいわけではありません。子どもたちを座らせて勉強させることは必要です。でもそれは、一面ではかなりの無理を強いているという事実だけは、ここに強調しておきたいと思います。ヒト以外の霊長類に対しておこなったならば、当然のように動物虐待とみなされます。そんな無理なことを、学校教育は児童・生徒たちに強いているのです。

同じ空間のなかで、1クラス30人なり40人なりの子どもが、一定の時間座っていたら、隣の子としゃべりたくもなるでしょうし、消しゴムを投げてみたり、友だちにちょっかいを出したりしたくもなるでしょう。こうであってこそ正常であり、それを全国一律で厳しく制止しようとしているのが学校教育です。

これは、若いホモ・サピエンスにとって忍耐力を鍛える訓練にはなるかもしれませんが、過酷であることは確かです。厳しさに耐えられない子が出てきたとしても、それは仕方のないことではないでしょうか。

もちろん学校も工夫はしています。「この問題がわかる人は手を挙げて」といって挙手をさせたり、発言を求めたりするのは、少しでも体を動かすことで飽きさせないための工夫でしょう。体育や図工、音楽や体験授業など、通常の授業に加えて、じっと座っていなくてもすむ内容も組み込んでいます。こうして、身体活動を含んだ、つまり多動であることを許容した授業もおこなっています。

とはいえ、その他の多くの時間をじっと座って「いい子にしている」ことが、難しいことであることには違いありません。

この本を手に取ってくださっているのは、お子さんが発達障害と診断された、あるいは発達障害の疑いがあると思っているご家族の方が多いでしょう。

特にお子さんが多動で悩んでいらっしゃるお父さまお母さまに、ぜひお伝えしたいことがあります。それは、子どもの落ち着きのなさ（多動）は、大人になれば自然に治まっていくということです。

最近になって「大人のＡＤＨＤ」とやらが、必要以上に注目を浴びるようになりましたが、注意欠如多動性障害（ＡＤＨＤ）はまったくもって子どもの病気です。幼稚園、小学校の低学年くらいまでは、飛んだり跳ねたり落ち着きがない子どもでも、小学校の高学年くらいから落ち着きはじめ、中学生や高校生になったら、もはや多動ではいられなくなります。

私の診察室にくる子どもたちをみても、椅子に座った瞬間から、くるくる椅子を回しはじめるのは、小学生まで。中学生、高校生になってもこんなことをしている人は少ないものです。体が大きくなれば、小さい頃のように全身で多動を表現するようなことはできなくなります。ですから、ＡＤＨＤは体が大きくなるのを待てばいいだけなのです。

もちろん、成長しても多少の落ち着きのなさは残るかもしれません。授業中に手遊びをしてしまう高校生、つい落書きをしてしまう大学生、さらにいえば、社会人になっても会議中、貧乏ゆすりをしてしまう人もいることでしょう。うっかりしていたり、忘れ物が多かったり、おっちょこちょいの部分は、多少とも残ることでしょう。そう、サザエさんのように、です。でも、その程度ならば、薬を飲み続ける必要はありません。

「生活リズムの乱れ」で症状が悪化する

自閉症スペクトラム障害の子どもだって、常に「空気が読めない」わけではありません。多動性障害の子どもだって、常に落ち着きがないわけではありません。どちらも、調子のよしあしがあります。調子がいいときは、自閉症スペクトラム障害の子だって、状況をわきまえた行動をとります。多動性障害の子だって、落ち着いた行動をとります。

例えば、自閉症スペクトラム障害（広汎性発達障害）の場合です。これは、川崎医科大学の青木省三教授がしばしばおっしゃっていることですが、「一般に広汎性発達障害の特質は、『不適応』のときにきわだちやすい」（『精神科臨床ノート』）傾向があります。

学校にうまく適応できていないとき、昼夜逆転で生活習慣が乱れていて、軽うつ状態にあるとき、そんなときは、人の思惑を察するのがますます下手になり、想定外の出来事にうろたえる傾向もいっそう強くなり、些細《ささい》な偶発時でも見苦しいまでに取り乱してしまう。まさに、自閉症スペクトラム障害の弱点が、不適応のときに限って露呈してしまいます。

でも、こういったうろたえ、たじろぎ、取り乱しは、学校にうまくなじんでいるときは露呈しません。そんなときは、むしろ、クラスのなかでももっとも目立たない、おとなしい生徒であるといえるでしょう。

多動性障害の子どもの場合、生活習慣の乱れがあると、症状は甚《はなは》だ強く出てきます。具体的には、睡眠の乱れです。短時間睡眠や昼夜逆転の状況にあると、多動の子どもはますます多動になり、不注意な子どもはますます不注意が目立ってきます。

多動性障害の場合、少し眠いが、眠り込むほどではないという状態のときに、もっとも多動が強くあらわれます。十分に覚醒していて、頭がすっきりした状態にあるときは、そんなに多動になるものではありません。眠くて力尽きて寝てしまうときだって、もちろん多動ではない。眠りながら多動であり続けることは不可能です。それと、適度な肉体疲労は、多動を抑制してくれます。水泳をしたあとの全身の倦怠《けんたい》感などは、まさに典型的です。肉体疲労を身にまとっているときは、多動ではいられなくなります。

逆にいえば、生活習慣を整えて、肉体的・精神的な状態を整えれば、そのお子さんなりに落ち着いた生活を送ることができ、トラブルを起こすことも減るし、先生や親から叱られてばかりという状況も改善されることでしょう。

睡眠を見直したら多動が1週間で改善！

つい先日も、小学校5年生のA君という少年が病院に来ました。お母さまによると、落ち着きがない、もしかするとADHDかもしれない。落ち着かせるために薬を飲ませたほうがいいだろうか、という相談でした。

薬を慌てて飲むことはないとお伝えし、A君の生活の様子をお尋ねしたところ、明らかな睡眠不足でした。

お母さまによると、夜は12時に寝て、朝7時に起きているといいます。お母さまはこれを睡眠不足だとは思っていませんでした。「7時間も眠っているのだから、もう十分でしょ。私は6時間ぐらいだけど、平気です」とおっしゃっていました。お母さまは、自分の睡眠時間を標準だと考えて、A君が夜遅くまで起きていることを許してしまっていたのです。

「7時間も寝ていればいいではないか」と思われる人もいるかもしれません。でも、それは大人の場合です。A君はまだ小学生です。小学生の7時間睡眠は、立派な睡眠不足です。お母さまに、夜はできれば9時、どんなに遅くとも10時までには寝かせてくださいとお話ししました。

すると1週間後、A君はすっかり落ち着いてしまいました。

たった1週間です。

当然のことながら、A君には薬を処方していません。ただ、早く寝るように指導しただけです。私たちはADHDの不注意や多動に対して、何の治療もしていません。

しかし生活習慣さえ整えれば、不注意だろうが、多動だろうが、ADHDの症状は途端に目立たなくなるのです。お母さまはとても驚き、喜んでくれました。

具体的な睡眠のポイントについては第3章で詳しく述べますが、睡眠不足という生活習慣が、肉体面・精神面において深刻な影響を及ぼすということをぜひ知っておいていただきたいと思います。

もしあなたのお子さんが発達障害と診断され、薬を飲んでいるなら、生活習慣を見直してみてください。その症状は睡眠が足りていないことで強くなっている可能性があります。その場合、睡眠時間をそれまでより1、2時間増やしてみてください。目安は、平日の睡眠時間を増やして、その結果、休日にそれほど朝寝坊しなくてすむ程度です。休日にプラス2時間程度の朝寝坊ですむぐらいに、平日から十分な睡眠を与えておくこと。休日に放っておけば昼まで寝ているほどの、平日の寝不足が一番いけないのです。

睡眠を改善することでお子さんが落ち着けば、今処方されている薬は必要ないといっていいでしょう。

第2章

「子どもの発達障害」に薬はいらない

こころの健康をつくる生活習慣

「薬に頼らない精神科」はこうして生まれた

私は今、大学病院で「薬に頼らない精神科」を掲げて診療をおこなっています。

とはいえ、最初から強い意志を持って薬に頼らない方針をとっていたわけではありません。気がついたらいつの間にか減っていた、というのが正直なところです。「薬を減らしても治るのだ」ということがわかってくるにつれて、だんだん薬を使う機会が減っていったのです。

私はもともと薬を大量に処方することは控えるタイプの医者でした。その根底には、自治医科大学名誉教授で私の恩師である故宮本忠雄先生の教えが流れています。

先生は常々、精神医学（psychiatry）の定義は、「こころで癒やすこと」だとおっしゃっていました。精神医学とは精神療法のことだとおっしゃっていたのです。

語源学的な話をすると、精神医学にあたるドイツ語の Psychiatrie にせよ、英語の psychiatry にせよ、これらはギリシア語の psychē（精神）＋ iatreuō（癒やす）に由来します。でも、ドイツの医学者ヨハン・クリスティアン・ライルがその著書『精神的治療法の促進に対する寄与』（１８０８年）ではじめて「精神医学（Psychiatrie）」という語を使った当時は、〈精神を癒やす〉のではなく〈精神で癒やす〉という意味でした。精神の病気だけでなくすべての身体疾患にも適用しなければならない精神治療術ともいうべきものが Psychiatrie だったのだというのです。

つまりこころの観点から診ていく、心をもって治すことの重要性を主張していたのです。「精神医学とは精神療法のことであり、精神科医の仕事は精神療法である」、そのことを、宮本先生から耳にタコができるぐらい聞かされていました。

そんな経緯もあって、私にとって、「精神療法とは何か」ということが生涯のテーマとなりました。

精神科医の仕事は第一に精神療法であり、薬物療法や、まして電気けいれん療法などは、第二義的なものに過ぎません。端的にいって、こんなものは精神科医でなくてもできるのです。外科医のアイデンティティが手術にあるように、精神科医のアイデンティティは精神療法にある。手術をしない一流の外科医なんかいないように、精神療法のできない一流の精神科医というものはあり得ません。だから、精神科医を生涯の仕事にしようと思ったら、精神療法の技術を高めることが生涯の課題となるわけです。

宮本先生は1999年に亡くなったのですが、その後も私としては、こころのなかで宮本先生と対話しています。

最近、特に天上の宮本先生に申し上げていることは、「先生、こころを癒やすことも大切ですが、そのためには生活習慣に介入しなければいけないのではないでしょうか。生活習慣を整えれば、それがこころを強くすることになって、結果として psychē（精神）＋ iatreuō（癒やす）の目的を遂げられるように思うのですが……」ということです。

生活習慣の重要性は宮本先生に直接教わったわけではありません。でも、宮本先生の教えにしたがって精神療法を重視していたら、自然と生活習慣に重心が移っていったというのが正しい表現かもしれません。

私の前任地は、順天堂医院。都心の大学病院でした。病院業界の老舗《しにせ》中の老舗。何しろ西洋医学に関しては日本最古の病院です。「ホテルなら帝国ホテル、買い物は日本橋三越、病院は順天堂」というようなブランド志向でお見えになる患者さんばかりです。皆さん、性急に結果をお求めになります。

薬を処方してもよくならない場合、「先生にいわれた通りに薬を飲んだけど、まったく効かない。どういうことですか！」と患者さんに叱られます。そんななかで、どうすれば早くいい結果を出せるのか、そんなことばかり考えるようになったのです。

そこで一番早く、確実に結果が出る方法が、薬を減らして、生活習慣を改善することだったのです。

薬に頼らないのは、反精神医学イデオロギーでやっているわけではなく、ただ、早く効率的に結果が出る方法をとりたかったからに過ぎません。患者さんからの強いプレッシャーがなければ、こういう方法はとらなかったと思います。

順天堂時代に痛感したことは、「教科書通りにやっていたら患者さんに叱られるだけだ」ということです。

例えば診断基準にのっとって正しく診断し、ガイドライン通りに薬物療法をおこなったとします。それでも結果が出ないことは多々あります。そんなとき、「なかなかよくなりませんが、でも、正しい治療法を採っているのです」などという言い訳は患者さんには通用しません。「結果を出せ。そのためにここに来ているのだ」、そういわれているような気がします。「ここでは、治らなければ、すべて医者のせい」ということは痛感しました。

徹底的に無駄を省いた結果、薬は最小限に減っていき、生活習慣への介入を重視するようになりました。

「薬に頼らない精神科医」とは、言い方を変えれば「生活習慣に介入する精神科医」ということです。そしてそこでは、医師はアドバイスこそするけれども、あくまでも主役は患者さん本人。大切なのは患者さんの自助努力です。

薬に頼らないということは、医者が薬に頼らないということだけではなく、「何よりも患者さん自身が薬に頼らないで生活を変えていく覚悟を持ってください」ということなのです。

薬は一生飲み続けなければならないもの？

発達障害にせよ、その他の精神疾患にせよ、生活習慣を整えることはとても大切なことです。なぜか。まずは、一般的な生活習慣病を例にとって説明します。

生活習慣病とは、高血圧症、糖尿病、脂質異常症などに代表される病気で、その発症において食事、運動、睡眠、喫煙、飲酒などの生活習慣が大きくかかわっている疾患の総称です。言い換えれば、生活習慣さえ整えておけば防げたかもしれない疾患であり、生活習慣を整えれば、今からでも改善が見込める疾患だということです。

今、先進国の主な死因は、心臓疾患、がん、脳血管障害、閉塞性肺疾患、あとは外傷などです。モクダッドらが2000年におけるアメリカ人の死因を分析し、その生活習慣の関与を以下のように推定しています（*1）。

全死亡例に対する寄与の程度は、上位から順に、タバコ（18・1％）、食生活の問題と運動不足（16・6％）、アルコール（3・5％）。以下、微生物（3・1％）、毒物（2・3％）、交通事故（1・8％）、銃（1・2％）、性行動（0・8％）、違法薬物（0・7％）と続きます。上位2者だけで34・7％ですので、死亡例の3分の1は、生活習慣の問題だといえます。死因の原因にここまで生活習慣がかかわっているとは驚くべきことです。

しかしそれと同じくらい驚くべきことは、これらの生活習慣病のもととなる慢性疾患を、薬がほとんど治していないという事実です。慢性疾患の薬物療法で、原因に対する治療になっているものはほとんどありません。

慢性疾患における薬物療法をもう少し見ていきましょう。これらは、真の病因ではなく、リスク・ファクターを治療しているだけです。診察室では、血圧、脂質、ヘモグロビンA1c、血糖値などが治療の指標となっています。でも、これらはいずれも疾患そのものではないうえに、病因ですらありません。疾患とは、冠動脈性心疾患、糖尿病、脳卒中、がんなどであり、その病因はタバコ、食事、不活発、肥満、アルコール等です。

疾患を予防ないし治療するために本当に必要なことは、血圧を下げることでも、コレステロール値を下げることでも、ヘモグロビンA1cを下げることでもなく、むしろ、タバコを控え、バランスのいい食事をとり、適度の運動をして、体重を落とすことです。本当に治そうと思うのなら、生活習慣に介入しなければ、病気の原因そのものに手が届かないのです。

高血圧だから血圧を下げる薬を飲む、コレステロールが高いからコレステロールをコントロールする薬を飲む、血糖値が高いから血糖値を下げる薬を飲む――このことは、無意味ではありませんが、病気を治してはいません。

慢性疾患においては、「生涯にわたって薬を飲み続けなければならない」とよくいわれます。それが必要な患者さんもいるでしょう。

でも、生涯にわたって本当に必要なことは、健康な生活習慣です。治療の第一は健康な生活習慣であり、これを生涯にわたって続けること。そうしてはじめて、薬物療法も意味を持ちます。

健康を創るのは薬ではなく生活習慣

例えば風邪をひいたら、熱が出た、咳《せき》が出る、喉が痛い、頭が痛いなどの症状が出ます。この症状を和《やわ》らげるために、一時的に風邪薬を飲むことがあります。でもこれらの症状が治まり、体調が回復したら、薬を飲むのをやめます。当然です。治ったからです。

一方、糖尿病や高血圧などの生活習慣病のほうはどうでしょう。薬物療法などの治療をして、「治った」状態になるでしょうか。そうではありません。血糖値が見かけだけは下がり、血圧が見かけだけは下がったに過ぎません。

本当に血糖値が高くならないようにしたければ、血糖値が高くなるものを食べなければいいのです。低糖質・高タンパク食にすればいいでしょう。高血圧ならば減塩食にして、適度な運動をすればいいでしょう。

つまり、生活習慣を整えることこそが、本当の治療なのです。

もちろん、薬物療法を否定するわけではありません。でも、本来、薬物療法は生活習慣の改善に付随しておこなうべきであり、運動、食事、睡眠、禁煙などをおこなってはじめて意義を持つものなのです。

ことは、生活習慣病だけではありません。発達障害やその他の精神疾患においても同様です。薬は健康を創るものではありません。健康を創るのは生活習慣なのです。

薬よりも早く効く方法があった！

よく、生活習慣の指導をするのは遠回りではないか、面倒ではないのか、と聞かれることがあります。いちいち患者さんに指導をするよりも、薬を処方してしまったほうが楽だろうというのです。

でも実際は逆です。生活習慣指導をしたほうが、確実に早くよくなります。遠回りに見えて近道なのです。

うつ病の患者さんに抗うつ薬を処方した場合、効果があらわれるのに2週間くらいはかかります。一方で生活習慣に介入した場合、患者さん本人が実行すると1週間後には動きがあります。もちろん、1週間後に完全に治っているわけではありません。しかし、初診時との明らかな違いがあらわれてきていますから、治療する側も、患者さんも、安心して効果に期待を持つようになります。効果があらわれるスピードが、薬とは全然違うのです。

何年もうつに悩まされ、薬漬けになった患者さんに対して、薬を漸減《ぜんげん》して、生活習慣のアドバイスをしたら、毎週会うたびによくなっていくなどということは珍しくありません。

それがわかっていますから、薬に頼らなくなりました。頼りにならないものに頼っても仕方がない。本当に頼りになるのは、生活習慣のほうです。いつ効くかもわからない、効いたら儲けもの程度の頼りない薬など、あてにしていられなくなるのです。

実際、抗うつ薬は即効性がありません。効果発現までに2週間ないし4週間を要するとされています。注意欠如多動性障害（ADHD）の処方薬にアトモキセチンがありますが、こちらは2週間どころか4週間ないし8週間かかるとすらいわれています。ずいぶん間延びした薬です。忘れた頃に効いてくると考えたらいいでしょう。

しかし、私はせっかちで、4週間ないし8週間など、とても待てません。だから、即効性のある生活習慣のほうをとりたいのです。

「無理なく、無駄なく、速やかに」

これが私の心がけていることです。そのほうが患者さんのためでもあり、私たち医師のためでもあります。

患者側にも意識改革が必要

日本では、病院を受診したら、患者さんが薬をもらいたがる傾向があります。

2017年12月、高齢者が多くの薬を服用する「薬漬け」を是正するために、厚生労働省は、医師や薬剤師を対象に、「高齢者医薬品適正使用ガイドライン」骨子案をまとめました。国レベルで、高齢者の内服薬に関する指針を作成するのははじめてだということです。

しかし「薬漬け」を是正するには、医師や薬剤師だけでなく、患者さん側の意識改革も必要です。薬を処方しないと、「薬はないのですか?」と聞かれることもあります。時には「大学病院に行ったのに薬1つもらえず、お説教だけ聞かされた」と、怒って帰る患者さんもいます。なかには薬が処方されないからと、二度と来なくなる患者さんもいました。まるで病院に行ったら薬を処方してもらわなければ損、手ぶらで帰るわけにはいかないとでも思っているようです。

私が今勤務している獨協医科大学埼玉医療センター「こころの診療科」では、「薬に頼らない治療」を掲げています。外来の待合室の壁には、いたるところに「生活習慣を整えましょう」といった内容の記事が貼られています。

待合室から患者さんを教育、というとおこがましいですが、待合室で待っているあいだにも、考え方を変えていただこうとしているのです。

ですから診察をしても、必要最低限の薬しか処方しないし、一切処方しないこともしばしばです。

現実的には、薬がてんこ盛りの状態で転医してくる患者さんもおられます。こういった患者さんの薬をいきなりゼロにすることはできません。ですから、ゆっくり減らしていくようにしています。

生活習慣に介入することで、患者さんはどんどん「こころの診療科」を卒業していきます。通院を終了するのです。患者さんが卒業していくのは、非常に喜ばしいことです。病院から見ても、こうして卒業していただかないと、患者さんはどんどん膨れ上がる一方で、診るべき患者さんをお待たせすることになってしまいます。

だからこそ、効果が見えない「薬」を処方するよりも、効果のスピードの速い「生活習慣」に介入するわけです。こうすることで、治らない患者さんが外来に累積することなく、現在に至っています。

ところが精神科のクリニックのなかには、経営上、患者さんが減っては困る場合があります。意識的にしろ、無意識的にしろ、あえて終わらない治療、長く通い続ける治療を選択している場合があるのです。

リピーターの患者さんがたくさんいれば、病院の収入が安定します。

精神科に限らず、先にお話しした高血圧や糖尿病、脂質異常症などの生活習慣病にしても、医師はとかく、患者さんに対して、薬をずっと飲み続けなければならないと強調しがちです。こういう教育をおこなえば、それを信じた患者さんはずっと通院してくれることになります。生活習慣を改善すれば、治る可能性があるにもかかわらず、です。

治療＝薬と思っていないか

精神科医のなかにも、「あなたの病気は治りません。生涯にわたって薬を飲み続ける必要があります」といって、患者さんを脅かす人もいます。

それに対して、私はこういいます。

「あなたの病気は、生涯にわたって続く可能性があります。それをコントロールするために、生活習慣を意識的に整えた生活を続けていきましょう」と。

実際、生涯にわたって薬を飲み続けなければならないと医師にいわれ、それを疑問に感じて私のところに来院する患者さんもいます。

そういった患者さんには、生活習慣の指導をするとともに、少しずつ薬を減らしていきます。その結果、薬がゼロになった患者さんはたくさんいます。

そう考えると、生涯にわたって薬を飲まなければならないというのは、営業用のセールストークといわざるを得ないでしょう。本当に生涯にわたって必要なことは薬ではなく、むしろ、健康な生活習慣を続けることなのです。

ただ、私は、薬を処方しない場合も、患者さんに対して、「薬の切れ目が縁の切れ目というわけではありません」ということにしています。

薬がもらえないなら病院に行く必要がない、と考えている患者さんにとっては、驚いてしまうセリフかもしれません。つまり、薬が処方されなくなっても、患者さんが希望すれば、治療関係は続くということです。ここでいう治療とは、繰り返しになりますが、生活習慣をコントロールしていくことです。治療＝薬ではありません。

私も長年精神科医として多くの患者さんを診てきましたから、薬を使って治療しろといわれれば、できないわけではありません。しかし、薬を使わなくても、こころの健康は保持できるし、場合によっては薬がないほうがいいのです。

薬は、健康を創るものではありません。薬は、飲めば飲むほどヘルシーになる、というものではありません。このごく当たり前のことが忘れ去られているような気がします。

薬とは、必要な人が、必要なときに、必要な量を、必要な期間に限って飲むときに、本来の効果を発揮するものです。

風邪をひいたときに風邪薬を飲みますが、風邪の再発防止のために、まして健康を保つために風邪薬は飲みません。それとまったく同じで、発達障害の薬にしても、一時的に症状を抑えるために服用することはあっても、半永久的に服用するには及びません。飲んでも意味はありません。

医師と患者の関係は対等

薬に頼らない治療とは、医師に頼らない治療でもあると述べました。

発達障害や精神疾患に対して、生活習慣を見直すことで心の健康を回復するというアプローチでは、患者さん側の自助努力が大切になってきます。患者さんが受け身の姿勢では、はじまりません。「医師に何とかしてほしい」「病気を治してほしい」という姿勢では、何も変わらないということです。

逆に、医師が患者さんのしもべのようになって、「一生懸命ご奉仕します」というような姿勢でもいけません。医師が患者さんに対して上から目線で指示する、という姿勢でもいけません。

医師と患者はあくまでも対等な関係でいなければならず、常にフィフティ・フィフティであるべきです。

医師と患者が対等であるということはどういうことかというと、それぞれが発言する権利を持ち、その分、責任も対等に持つということです。たとえるなら、企業経営者とコンサルタントの関係、あるいはスポーツ選手とコーチのような関係ととらえるとわかりやすいかもしれません。

プロテニスプレーヤーの錦織圭選手は、高いお金を払ってマイケル・チャン氏をコーチにしました。でもコーチになってもらったからといって、錦織選手が、「コーチ、何とか勝てるようにしてくださいよ」というでしょうか。

もちろんチャンコーチはいろいろと指導・提案はしてくれるでしょう。でも、練習するのは錦織選手本人ですし、実際に試合に出るのも錦織選手です。そして試合に勝ったとしたら、それは錦織選手の努力の成果です。チャンコーチはそれを手伝ったに過ぎません。

経営者とコンサルタントの関係にしても同じです。コンサルタントというものは、時に厳しいこともいいます。例えば、コスト削減のために、長年にわたって協力関係にあった企業と手を切ったほうがいい、というようなことも提案するでしょう。

そこで、長年の馴れ合いの関係を切るのか、このままつき合いを続けるのかを判断するのは企業の経営陣です。

結果として、英断が見事に功を奏して経営が立ち直ったとしたら、それは経営陣が成し遂げたことになります。コンサルタントは、ただ提案・アドバイスをしたに過ぎません。

精神科医は患者の病気を治せない!?

私は精神科医と患者の関係も、同じように考えています。

精神科医も提案や助言はできますが、それを実行に移すのは患者さん自身です。医師が「治してさしあげます」ということではないのです。

例えば私が心臓外科医なら、「私が手術をして心臓の病気を治しました」と堂々といえるでしょう。でも精神科医は、病気を治すことはできません。このことについて、私は初診で丁寧に説明をしています。

患者さんには糖尿病や高血圧などの生活習慣病にたとえてお話をするようにもしています。いい薬を飲めば治るというものではなく、食生活や運動などの生活習慣を変えることなくしては治すことが難しいということです。

でも初診の段階では、「病院に行けば病気が治る」とほとんどの人が思っています。「薬に頼らない精神科医がいる」「あの先生なら治してくれるかもしれない」と思って、大きな期待を抱いて来院される患者さんもいます。でも、どうか過大な期待はお控えいただきたいと思います。

私たち精神科医にできることは限られています。そういう意味では、嘘はつきませんし、大げさなこともいいません。正直に、誠実にお話をします。

私は、これまでに1人の患者さんも治したことがありません。

ただ、「こうしたら治ります」という提案をしてきたに過ぎません。その提案を受け入れ、生活習慣改善を実践してくださった患者さんが、自らを治療して、見事に治っていった例はたくさん見てきました。

一方で、提案に耳を貸していただけず、生活習慣が改善されないまま過ごし、治ることがなかった患者さんもいます。

ですから、どうか、患者さんご自身で努力をしてくださいということは、何度も申し上げています。もちろん発達障害のように、患者さんがお子さんの場合は、ご家族も一緒に生活習慣の改善に取り組んでいただくという意識が必要です。

「薬に頼らない精神科」から「生活習慣精神医学」へ

ここまで、生活習慣を改善することがどれだけ重要かを繰り返しお話ししてきました。生活習慣を改善し整えることは、いかにも「予防医学的発想」と思われるかもしれません。でも実際は、さらに進んで生活習慣を整えることは、もはや治療そのものであるとすらいえます。高血圧なら減塩食をとること、糖尿病なら低糖質食をとること、これらは治療そのものです。生活習慣（ライフスタイル）に介入することは、病気の根本的な解決につながります。

生活習慣医学、「ライフスタイル・メディシン」という言葉が今、注目されています。「ライフスタイル・メディシン」とは、健康的なライフスタイルを送ることによって、慢性的な病気の予防はもちろん、その管理や治療にも役立つという考え方です。ハーバード・メディカルスクールなどでも実践されています。

私たちの病院ではこの「ライフスタイル・メディシン」の精神医学版、いわば生活習慣精神医学を日々の診療のなかで実践しているつもりです。

現在は「薬に頼らない精神科」と謳《うた》っていますが、いずれ「ライフスタイル精神医学」と看板を書き換えたいと思っているところです。「薬に頼らない」と「〇〇しない」と否定形を掲げていると、「では、何をすればいいのか」と聞かれます。できればポジティブな提案をしたいと思っています。それが、まさに生活習慣精神医学、ライフスタイル精神医学なのです。

生活習慣の改善こそ治療の主体です。でも、ほとんどの精神科では今、薬物療法が主流になっていて、おまけのように「規則正しい生活を送ってくださいね」と言い添える程度でしょう。そんなふうに付け加えるお題目など、患者さんが実践してくれるはずもありません。

私の主宰する科では、生活習慣について、あれをしろ、これをしろ、あれをするな、これをするな、と実に細かくアドバイスをします。患者さんからすれば、日本で一番お説教の多い精神科かもしれません。

でもそれでいいのです。私どもは別に、癒やし系の精神療法をするつもりはありません。気休めをいったり、ただ患者さんの話を聞いて慰めたり、愚痴を聞いてあげてこころをすっきりさせてあげるなどということには、力を注いではいません。

なぜなら、いくらお話を聞いてあげても、生活習慣を変えなければ何の解決にもならないことを知っているからです。

患者さんが思いのたけをお話ししてくださるのが無意味だとは思いません。ただ、それでこころが一時的にすっきりしても、生活習慣を変えてもらわなければ、根本的には何も変わらないのです。

第3章

発達障害の子どもが変わる「眠り方」

自律神経と睡眠の関係

一番のポイントは「睡眠」の改善

前章で繰り返し、健康な生活習慣が健康なこころを創ると述べました。逆にいえば、生活習慣が破綻すると、発達障害をはじめとする精神障害は、その種類が何であれ、それらの症状が強調されて出てきてしまいます。

したがって、こころの健康の一番のポイントは、生活習慣の改善にあります。

第1章でも少し触れましたが、たとえば多動のお子さんなら、睡眠不足によって、多動、不注意、衝動性の症状がより強く出てしまいます。十分な睡眠がとれていても、多少とも普通のお子さんより多動で、不注意で、衝動的でしょう。でも、それはいわば健康なやんちゃ坊主、おてんば娘の範囲内です。

広汎性発達障害（自閉症スペクトラム障害など）のお子さんは、状況判断が甘く、人の思惑を察することが苦手で、空気が読めない。そして、想定外の出来事に遭遇したときに、うろたえ、たじろぎ、取り乱しがちです。

このような傾向は、うつ状態だったり、イライラしていたりして、こころに余裕がないときに多い。なぜ、こころに余裕がないのか。それは、十分な睡眠によってこころの余裕を回復して朝を迎えるということができていないからです。逆に、十分に眠れば、目覚めたときの心地よさがまったく違っています。

睡眠は、脳に余裕を与えます。感情の抑えを利かせることができます。こういう状態で学校に行けば、想定外の出来事に出くわしても、うろたえ、たじろぎ、取り乱しが少なくて済みます。

つまり、睡眠時間が足りていないと、多動の子はますます多動になり、自閉症スペクトラム障害の子はますますそれらしくなってしまうのです。寝不足は、その子の欠点ばかりをデフォルメしてしまうといっていいでしょう。

寝る時間を1時間早くしただけで、1週間後に症状が改善した少年がいたことは、すでにお話しした通りです。

発達障害は、持って生まれたもの。「持って生まれた病気」といえば深刻な響きがありますが、「持って生まれた特性」といえばいいでしょう。だから、完璧に治るものではないし、その必要もありません。治さなければいけないほどの病気ではないのです。

先述したように、注意欠如多動性障害は大人になれば落ち着いてきます。自閉症スペクトラム障害は、大人になれば理屈で考えて冷静に行動できるようにもなってきます。つまり、放っておいても、成長とともに落ち着いてくるのです。

もちろん、大人になってもよくよく見ると、貧乏ゆすりをしている、忘れ物が多い、片づけが全然できないといったことや、談話中に周囲の空気を読めずに一方的に自分の話をしてしまう人はいます。こういう人を見ると、「ああ、この人は少年時代、多動だっただろうな」「ああ、この人は、今なら、きっと自閉症スペクトラム障害と診断されただろうな」と思います。でも、余計なことは、私はいわないことにしています。それでいいのです。

こういう特性は、症状だの、病気だのとから騒ぎするほどのことではありません。治さなければいけないほどのものではないし、特段、人に迷惑がかからなければそれでいいのです。

「ああ、こいつは落ち着かないやつだ」と思われたり、「この人は、まるで自分のことしか考えない」というように、人から多少悪く受け取られるということはあるでしょう。そういうことを繰り返して、本人がそのことに気づいて、小児科医や精神科医に援助を求めてくれば、そのときはじめて、行動特性上の問題を指摘すればいいでしょう。

人生の主役は、ほかでもないその人自身です。

そして、その人が生きやすくするために、欠点を際立たせないように生活習慣を整えていくこと、特に睡眠を改善していくことです。その点は、大人であれ、子どもであれ共通しています。

「睡眠不足」の子どもが増えている

子どもには、どのくらいの睡眠時間が必要なのでしょうか。

子どもにとって必要な睡眠時間は、大人よりはるかに長いものがあります。原則は、これ以上眠れなくなるまで眠ってはじめて睡眠が足りているといえます。

といっても、朝寝坊したら学校に遅刻します。要は、早く床について、眠って、眠って、これ以上眠れないくらい眠って、自然に目が覚めるまで眠るのが、本来の睡眠です。それで遅刻しないくらいに早く眠りにつけばいいのです。起きるときに目覚まし時計を使うだけでも、すでに睡眠の最後の部分が切り取られていることになります。

具体的な数字の目安は以下の通りです。

・小学校低学年……10時間以上
・小学校高学年……9時間以上
・中学生…………8時間以上
・高校生…………7時間以上

大まかにいえば、年代に応じて1時間ずつ減っていくと覚えておけばいいでしょう。

といっても、個人差はあります。特に小学校低学年では、11時間ぐらい眠るほうがいい場合もあります。それと、体を使うことをしているかどうかでも違ってきます。中学、高校で体育会系の厳しい部活に属している生徒の場合、体の疲労が激しいですから、その分長い睡眠をとるべきでしょう。

この数字を見て、思ったよりも睡眠時間が必要だ、我が子は睡眠が足りていないと思ったお母さまも多いのではないでしょうか。

ちなみに大人の場合は7～8時間の睡眠が必要です。これも、当然ながら肉体疲労の激しい仕事、例えば運送会社に勤務して、重い荷物を持つ人の場合、長くしなければいけません。

最近、小学生のお子さんを持つお母さまから聞いた話ですが、夜10時以降に就寝する子がクラスの半数を超えているらしいのです。高学年ならまだしも、低学年で夜10時まで起きているなんて、夜更かししすぎです。それでも翌朝は学校に行くために寝坊はできないのですから、必然的に睡眠不足になります。

今の小・中学生の就寝時刻が遅いのは、大人にも責任があります。子どもを寝かせようとしない、あるいは子ども自身が寝ようとしないからそのままにしているご家庭も多いようです。

大人の宵っ張りに引きずられて遅くまで起きている子どももいます。また眠気が起きてから寝ると思っている人が多いようです。

高齢者の場合それでいいのですが、少年・少女たちは、早めに就床するよう促すべきです。子どもの夜更かしはその分朝の眠気をもたらすだけなので、早めに就寝させましょう。

質のいい睡眠のためには運動も必要

人間にはもともと、睡眠覚醒リズムが備わっています。

昼間は活発に過ごして、心地よい疲れを感じて、疲れを原動力にして、夜は静かに深く眠る。これがベストです。すやすやと眠ったら、朝は気持ちよく起きて、朝ご飯を食べて、その日1日を元気に過ごします。そして疲れて家に帰ってきて、おなかがすいたからご飯を食べて、お風呂に入って、パタンと眠る――この繰り返しです。

でも当たり前のようなこの自然のリズムをつくってあげることが、今難しくなっているようです。


質のいい睡眠をとりにくくなっている理由は、運動不足にあります。

ゲームやインターネットに接する時間が長くなって、その分、飛んだり、跳ねたり、走ったりといった、子ども本来の活動に費やす時間が相対的に短くなっています。夜遅くまでブルーライトを浴びていれば、体内時計が微妙な狂いを生じてきます。生活が夜型にシフトして、眠ろうと思ってもなかなか眠れなかったりします。それに、運動量が少ないと、体を使っていませんから、健やかな眠りに必要な適度の疲労が得られません。

その逆の例もあります。体育会系の運動部のように、ハードすぎる活動を強いる部活です。ほぼ毎日練習、しかも早朝練習があったり、土日も休まず活動をしている場合もあります。

こういう生徒さんの場合は、体の消耗が激しいですから、先にお話しした睡眠時間の目安よりも少し長めに睡眠時間をとるようにしてほしいのです。でも、実際は逆で、ハードな部活に限って朝練がありますから、これでは体は壊れます。

起床時刻はずらさない

睡眠時間の長さ以外に気をつけるポイントとしては、以下の3つがあります。

①起床時刻を同じにすること
②休日の朝寝坊は、ずれるとしても2時間までに
③昼夜逆転の生活は問題外

以下、詳しく説明していきましょう。

①起床時刻を同じにすること

起きる時刻と寝る時刻とを一定にすることが基本です。それが難しければ、まず先にすべきは、起床時刻を定時化すること。毎朝同じ時刻に起きるということです。

なぜなら、起床時刻を一定にすると、眠くなる時刻も一定になってくるからです。つまり、「早起き早寝が基本。まずは早起きからスタート」ということになります。

人間は、目覚めてからおよそ14～16時間後にメラトニンという睡眠を促すホルモンの分泌が高まり、これに促されて脈拍・体温・血圧などが低下します。こうして体に睡眠の準備ができたことを知らせるのです。

この際に感じる眠気ほど強烈なものはありません。例えば中高生の場合、毎日毎日朝6時に起きる生活を続けていれば、夜の10～11時頃（年少者はもう少し早い時間）には強烈な眠気が訪れるのです。

このリズムができ上がってしまえば、睡眠覚醒リズムが整ったということです。

ちなみに大人の睡眠障害も同じように、起床時刻を一定にするように指導します。健康な人なら、自分の体のリズムで自動的に眠気が起こり、眠ろうと思わなくても眠ってしまいます。

しかし、睡眠障害のある人はそうはいきません。睡眠薬を服用している人も多いでしょう。でも睡眠薬で眠れるようになっても、それはごまかしの睡眠に過ぎません。睡眠障害が治ったとはいえません。

不眠症が治るとは、どういう意味か。それは、眠る―目覚めるの一定のリズムができ上がることです。「眠れないのなら、眠らせる薬を使って眠らせる」、これでは不眠症を治療しているとはいえません。

具体的には、「眠れないから眠らせる」のではなく、「適切な時刻に起こす」ことが治療になります。そして、成人ならその17時間後、中学生なら16時間後、小学生なら14～15時間後に眠くなるようなリズムをつくればいいのです。

②休日などの朝寝坊は、ずれるとしても2時間までに

大人でも、平日に寝不足の人は、週末に朝寝坊をしていることでしょう。

お子さんのなかにも、平日は学校があるから、ある程度早起きをしているものの、土日は昼前まで寝ている子もいるでしょう。お母さまも、子どもがなかなか起きてこなくても、「週末くらいは寝かせておいてあげたい」と思ってしまいがちです。

しかし、お話ししているように、私たちの体は、毎日同じ睡眠覚醒リズムを繰り返すことで整ってきます。毎日同じことを繰り返していると、体がそのリズムを覚えてくれるのです。

逆にいうと、私たちの体は「いつもと違うこと」「急な変更」に対応するのが苦手です。

体は〝おちょくられる〟ことに弱いのです。

例えば、普段はまだ寝ている時刻なのに起こされる、いつもならご飯を食べている時刻なのにまだ食事をしていない、などということが起こると、体の声を代弁すれば、「えっ、もう起きなくちゃいけないの？」「ちょっと、まだご飯食べさせてもらえないの？」というわけです。つまり、生活リズムが狂うことで、体のリズムが乱されてしまうのです。

このような不調の典型的な例が、いわゆる時差ぼけです。旅行などで時差のある場所に移動した際、自律神経系はまだ日本時間を記憶していますから、現地時間に合わせて生活すると齟齬《そご》が生じるのです。

ですから、週末に昼過ぎまで寝ていて、朝ご飯も食べない、ということが起きると、体のなかは対応に追われて大わらわとなります。もし週末などに朝寝坊をしてしまう場合は、ずれるとしてもプラス2時間までにとどめましょう。普段が6時起床なら、寝坊しても8時には起きてください。それでも眠り足りなければ、昼食後に昼寝すればいいでしょう。

2時間の時差なら、日本とバンコクの時差に相当します。バンコクから帰ってくるくらいなら、なんとか体もリズムを整えることができるでしょう。

平日に部活などで体が疲れていて、どうしてももう少し休みたいという場合は、午前中ではなく、午後早めに昼寝をするようにしましょう。それも、夜の睡眠への影響を考えると、長すぎないほうがいいでしょう。それでも眠ければ、就寝時刻を早めてください。

③昼夜逆転の生活は問題外

ここまで読んできた方には、もういうまでもありませんが、昼夜逆転の生活は避けていただきたいと思います。

いくら睡眠時間が8時間とれていたとしても、昼夜逆転であったり、その8時間が22時～6時だったかと思えば、5時～13時だったり、さらに9時～17時だったりというように大きく移ろうのは、体にいいわけがありません。

体が、今起きる時刻なのか、寝る時刻なのか、わからなくなってしまうからです。

その意味で、交代勤務は体にこたえます。私は夜勤のある看護師さんや、海外を飛びまわるキャビンアテンダントの患者さんも診ていますが、こういった職業の方々のリズムを整えるのは大変です。1年中、昼夜逆転や時差ぼけのある生活をしているのですから、精神面に影響が出ないわけがないのです。

幸いにもお子さんの場合は、職業上、夜起きていなければならないわけではありません。

親がある程度、起床時刻をコントロールすることができるはずです。なんとかリズムを整えていただきたいと思います。

人間の、というよりも、この惑星の生物すべてにいえることですが、体は、1日24時間の地球の自転周期に合わせてプログラムされています。したがって、同じ時刻に眠る、同じ時刻に目覚める、同じ時刻に動く、同じ時刻に食べるといった生活を送れば、体調が整うようにできているのです。

ドイツの哲学者イマヌエル・カントは、毎日、判で押したように同じリズムの生活を繰り返したことで知られています。同じ時刻に起き、同じ時刻に食事をし、同じ時刻に散歩をしていたそうです。

そうすると人間の体は、そのリズムを記憶します。例えば朝7時になったら自然に目覚め、7時半になったら朝ご飯、と決まっていると、胃袋は消化に備えて待ち構えるようになります。食事が終われば、自然に排泄《はいせつ》したくなるリズムになっています。

8時過ぎに駅まで毎日歩いているとしたら、体もその時間に合わせてウォームアップしています。実によくできているのです。これ以上健康的な生活があるでしょうか。

「ルーティン」ができてしまえば、もっとも負担がかからないやり方で体はそれにこたえてくれますし、必然的にこころも穏やかでいることができるのです。

生活リズムの改善で、こころが落ち着いてくるのも、納得できるでしょう。それは、多動性障害であろうが、自閉症スペクトラム障害であろうが、そうでなかろうが、同じことです。当然ながら、多動性障害の子どもも、自閉症スペクトラム障害の子どもも、この惑星のリズムに合わせてプログラムされていることに変わりはありません。

「睡眠日誌」で毎日の睡眠をチェック

具体的な睡眠のチェック方法として私がおすすめしているのが、「睡眠日誌」です。85ページにもフォーマットがありますが、これを拡大コピーして使っていただいてもいいでしょう。また、「睡眠日誌」とインターネットで検索すれば、各種のサンプルがすぐ入手できます。使いやすそうなものをプリントアウトして使ってもいいでしょう。

お子さんの場合は、まずはご家族がつけてあげてください。

寝る前に、直前24時間の状態（昨夜何時に就寝し、何時に眠りに入り、今朝何時に目覚め、何時に起床したかなど）を記入し、翌朝に夜の睡眠の状態（何時に就床し、何時に眠りに入ったか）を記入します。

しっかり眠れた時間を黒く塗りつぶし、日中に眠気の強かった時間帯などがあれば印をつけましょう。もしも、布団に入っていても目が覚めていた時間帯や、あまり眠れなかった時間帯などがあれば子どもに聞き、斜線を引きます。

私の場合、診察ではまず、「昨日は何時に寝て、今朝は何時に起きましたか」と聞きます。そしてまず私が自ら患者さんの前でその日の分を記入します。

その後、起床時刻と就寝時刻の目標を決めます。例えば患者さんとのあいだで「7時起床、23時就寝」と目標を決めたなら、その場で私が赤ペンで目標時間に印をつけてしまいます。「ここを目標にして、記入してください」といいます。

さらには、「朝夕の2回ウォーキングをする」など、生活習慣として付け加えたいことも空欄の部分に記入します。それを患者さんに渡して、「これをつけて、1週間後に来てください」とお伝えするのです。

1週間つけ続けてもらうのは、睡眠・覚醒の7日間のリズムを把握することが大切だか

睡眠日誌　　　月　　　　　　　　　　　　　　氏名

月／日（曜日）	0	1	2	3	4	5	6	7	8	9	10	11	12	13	14	15	16	17	18	19	20	21	22	23	24	歩数
／　（　）																										
／　（　）																										
／　（　）																										
／　（　）																										
／　（　）																										
／　（　）																										
／　（　）																										
／　（　）																										
／　（　）																										
／　（　）																										
／　（　）																										
／　（　）																										
／　（　）																										
／　（　）																										

（時刻）

寝る前にその日の日中の状態を、次の朝に夜の睡眠の状態を記入してください　（注意：覚えている限りで結構です。正確に記入しようと神経質になりすぎないでください）

- ■ 眠っていた時間帯を塗りつぶしてください
- ▨ 床についたけれども目が覚めていた時間帯に斜線を引いてください
- ⟷ 眠気の強かった時間帯に矢印を引いてください
- ✕ 睡眠薬を服用した時刻に×印をつけてください

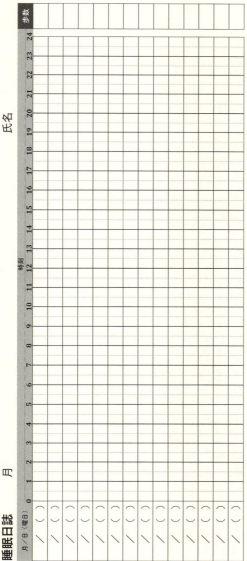

らです。

ある1日になかなか眠れなかったとか、途中で目が覚めてしまったとか、朝起きるのが遅れてしまったなどということは、大きな問題ではありません。その場合、何日後にもとのリズムに戻してきているかを見ています。

1週間続けて書いていただくことで、そのお子さんの睡眠・覚醒リズムの実態を把握し、そのパターンを理解するのです。睡眠とは、決して1日2日で判断できるものではないのです。


睡眠日誌をつけるメリットはたくさんあります。

最初はご家族が管理することになるかもしれませんが、小学生以上のお子さんなら、睡眠日誌をつけることで、睡眠・覚醒リズムを自分で意識するようになります。

また、1週間のリズムを1枚の紙で把握できるので、1週間単位で体調の管理ができます。特に発達障害のお子さんなら、睡眠のリズムと行動症状の度合いなどがより把握しやすくなるかもしれません。

なお、1週間のなかで、1日2日、短時間睡眠になってしまったからといって、心配することはありません。もしそうなってしまったら、3日目に少し長めの睡眠をとって補えばいいのです。完璧主義になるには及びません。

なぜ、休み明けに朝起きられなくなるのか

不登校の子どもたちが、小児科クリニックから私どものところに紹介されてくるとき、紹介状に記されている診断名が「起立性調節障害」のことがあります。

起立性調節障害も睡眠が深くかかわっています。睡眠相後退と呼ばれる現象、早い話が「宵っ張りの朝寝坊」です。

ゴールデンウィーク明けや夏休み明けなど、長期休みのあとに、朝方の腹痛、頭痛、ふらつき、だるさなどの症状を訴えて、不登校になる生徒がいます。

朝、いくら起こしても子どもが起きない、イライラしながら理由を聞くと、「頭が痛い」「お腹が痛い」などの不定愁訴を訴える……。

こういう場合に小児科にかかると、小児科医たちは朝の体調不良を決まって「起立性調節障害」と診断してきます。不登校で小児科にかかれば、この病名がつくといったほうがいいかもしれません。そしてお約束のように血圧を上げる薬が処方されます。

起立性調節障害の診断については、臨床診断基準が発表されており、起立負荷試験による評価法、血圧を上げる昇圧剤による薬物療法などもよく知られています。医師の下した起立性調節障害という診断が不適切だとは、私は申しません。ただ、私から見て、本質的な問題が見落とされているように思えます。

それは、睡眠相の後退です。

起立性調節障害の症状は、そのすべてが自律神経にかかわる症状です。自律神経には交感神経と副交感神経があります。この2つの神経のバランスによって、朝目覚める少し前から交感神経が活発になり、血圧や心拍も高くなって、日中は活発に活動できます。夕方から夜にかけては、副交感神経が優位になり、自然に心身ともに静かにリラックスし、血圧が低くなり、眠りにつくようにできています。

ところが、この2つのバランスが崩れてしまうと、昼と夜の切り替わりがうまくいかなくなります。

つまり、朝になっても交感神経にスイッチが入らず、活動的に動けません。当然、朝起きられなくなります。日中も集中力が落ち、活発に動けない状態です。

逆に、夜になっても交感神経の下がりが悪いため、リラックスできず、なかなか眠りにつくことができません。こうしてどんどん生活リズムが崩れていくのです。

「起立性調節障害」は時差ぼけと同じ!?

なぜ起立性調節障害に自律神経がかかわっているかというと、自律神経の活動が、睡眠覚醒リズムの影響下に置かれているからです。睡眠相が不安定になれば、自律神経の活動も影響され、失調状態となります。

夏休みや冬休み、ゴールデンウィークなどの長期休暇中に、宵っ張りの朝寝坊となる、つまり睡眠相が後退すると、体に時差が生じて、心身に不調が出てくるというわけです。つまりこの心身の不調は、睡眠相の後退による時差ぼけが原因です。そして、その不調は午前中に強く出て、夕方から夜にかけて軽くなります。ですから朝は起きられず、夕方になると元気になってくることが多いのです。

小児科の先生方がおこなっている治療は、睡眠相の後退を考慮していないために、逆効果になっている気がします。小児科に行き、起立性調節障害と診断されれば、例えばメトリジン（一般名：ミドドリン）のような血圧を上げる薬が処方されるだけです。

そこで医師は、お子さんとご家族にこんなふうにいうかもしれません。

「あなたは怠けているわけでも、こころが弱いわけでもありません。起立性調節障害という自律神経失調症の一種です。ですからご家族も、頑張って早く起きなさいと促したり、無理に登校を勧めないでくださいね。薬を服用しつつ、体調の回復を気長に待ちましょう」

とても優しさに満ちあふれたアドバイスに聞こえます。

でも、これは治療になっていません。

起床時刻を一定にすること、つまり毎朝頑張って早く起きて、睡眠相を正常化しない限り、治療にはならないのです。

小学生、中高生は、睡眠相が後退しやすい一方で、大人に比べて時差ぼけに強いという特徴があります。ですから、3〜4時間程度の時差は、1日で一気に直していいのです。

「朝、無理に起こしてはいけない」などといわれています。でも、極端なやり方で叩き起こすことはよくないかもしれませんが、とにかく「朝起こす」ことをすべきです。でないと、睡眠相は修正されません。

血圧を上げる薬を飲んだら自然に治るというものではありません。生活習慣に介入しなければ無理なのです。子どもの起立性調節障害は、純然たる生活習慣病です。薬を飲んだら治るものではないのです。

学校に行く気になれずに朝起きられないのなら、まずは日曜日の朝などに、テーマパークでもなんでもいいので、お子さんが行きたい場所に行く予定を立ててあげてください。お父さんが釣りが好きなら「朝から釣りに行こう」でもいいでしょう。冬なら「スキーに行こう」でもいい。日曜日に朝からどこかに行くイベントをつくることからはじめてみてください。

要は、楽しく早起きできるようにしてあげることが必要なのです。

短時間睡眠はパニック・不安も誘発する

子どもの睡眠相の乱れによる自律神経症状は、その他の精神障害、たとえばうつ病などと誤解されてしまうケースもあります。うつの症状と自律神経症状は似ていますし、一概に症状だけを聞いて判断することは難しいでしょう。

先に、睡眠不足があると、発達障害の症状が強く出やすくなるとお話ししました。

このことはすべての精神症状にも共通しています。睡眠相の乱れ、睡眠不足などがあると、あらゆる精神症状が出やすくなるのです。

たとえば、自己嫌悪の感情が抑えられなくなると手首を切ってしまう（リストカット）子どもがいます。こういったお子さんには、先生たちがカウンセリングすることは大切です。

それと同時に、甚だしい睡眠不足がないかどうかも見ていただきたいと思います。なぜかというと、睡眠不足になると、精神的に〝打たれ弱く〟なるからです。つまり睡眠不足の状態で学校に行き、いじめられたりからかわれたりしてストレスがかかると、通常以上に落ち込んでしまうのです。自傷行為があれば、そこに生活習慣の乱れがないか、睡眠不足がないか、ぜひその点も見ていただきたいと思います。

悩みを聞くことも大切ですが、その前に生活習慣に対する指導をぜひお願いしたいと思います。

この点は、実は大人にもいえます。

例えばパニック障害や不安障害です。電車やエレベーターのなかなど、閉じられた空間などで突然理由もなく、動悸《どうき》やめまい、発汗、過呼吸、手足の震えなどが起こってしまうような症状を訴えると、パニック障害、不安障害などと診断されるでしょう。

閉じられた空間で発作などの症状が出てしまうのは、過度に緊張してしまうからです。健康な人でも、エレベーターや電車に乗れば、多少は警戒し、緊張します。これは人として正常な反応です。適度な緊張は生きていくうえで必要なことです。

ところが緊張の度が過ぎてしまうとどうなるでしょうか。緊張するということは、自律神経のうち、交感神経のアクセルを踏んでいるということ。このとき、副交感神経がブレーキをかけてバランスがとれればいいのですが、パニック障害や不安障害の人は、このブレーキがかからない状態になっています。

車にたとえれば、ブレーキが利かずアクセルを踏みすぎている状態です。こうなってしまうのは、自律神経のバランスが崩れているからです。

ではなぜ自律神経のバランスが崩れてしまうのか――そう、答えは同じ、睡眠覚醒リズムが崩れているからです。

生活習慣が整えばこころも整う

睡眠不足、短時間睡眠は、パニック発作、不安発作、過呼吸発作を起こしやすくします。だから、私はパニック発作、不安発作、過呼吸発作を訴える患者さんがいたら、まず何時に寝るか、何時に起きるかを聞くことにします。

ほとんどのケースが短時間睡眠です。

私が診ている患者さんで、仕事の関係で世界の各地を頻繁《ひんぱん》に訪れる必要がある人がいます。年中飛行機で旅しているような生活で、長時間のフライトになることも珍しくありません。そのせいか、ほぼ1年中、時差ぼけの状態です。

この女性は、パニック発作、動悸、過呼吸などの症状に悩まされていました。きっかけは、上司からの叱責だということでした。1年中時差ぼけのような朦朧《もうろう》とした状態で、疲労をため込んだまま仕事をしていたので、ケアレスミスを頻発したとしてもおかしくなかったのです。

大人も子どもの場合と同じです。睡眠不足だと、精神的に〝打たれ弱い〟状態になります。上司の小さな叱責でも、すぐにうろたえてしまうのです。そしてその裏には、必ず覚醒・睡眠リズムの乱れがあり、短時間睡眠があります。

だから、子どもであれ大人であれ、することは同じ。私たちはまず生活習慣から介入していきます。

極論をいえば、病名などどうでもいいのです。発達障害なのかうつ病なのかパニック障害なのか不安障害なのかは、二の次三の次です。生活習慣に介入し、十分な睡眠をとってリズムを整え、症状が軽減し、いずれ消失する。その点については、診断名の如何にかかわりありません。つまり、こころを健康にする方法は、診断名による違いはありません。生活習慣を整えれば、診断の如何にかかわらず、改善へと向かうのです。

大人のこころの病に飲酒は大敵

発達障害の子どもたちにとって、こころの健康のためには、十分な睡眠と適度な運動（のもたらす疲労）が必須です。大人になるともう1つ条件が加わります。

アルコールを飲みすぎないことです。

何より、アルコールは睡眠の質を悪くします。

睡眠の質がいいか悪いかは、脳波を見ればわかります。お酒を飲むと、同じ7時間睡眠でも、睡眠の深まる時間が少なくなるため、疲労回復効果が減弱するのです。

睡眠は、もし質がよければ、そのさなかに血圧が下がり、深部体温が下がっています。そして何より成長ホルモンをはじめとした同化ホルモン（タンパク質合成を促すホルモン）も分泌されます。寝ているあいだに、体のメンテナンスがおこなわれているのです。

もしも毎日飲酒している人で、うつ状態にあると自覚している人は、まず、お酒をやめてみてください。急にやめるのは無理という人は、3合なら2合に、2合飲んでいる人は1合に量を減らしましょう。そして、休肝日を1日ずつ増やしていきます。翌朝の目覚めや、精神状態が違うはずです。

断酒をしただけで、薬も使わずにうつが治ってしまうケースも珍しくありません。

もちろん、現在薬物療法をしている方は、断酒が原則です。

ちなみに私自身は、すでに酒をやめています。

もともとお酒は強いほうではありませんでしたが、嫌いではありませんでした。スコッチ・ウイスキーや焼酎などの蒸留酒を好んで飲んでいました。

しかし、50歳を過ぎた頃から、飲んだ翌朝の気分の落ち込みがひどくなりました。私たち精神科医は、外来日に体調がベストになるようにコントロールしています。ですから、外来の前日には酒を飲まないようにしました。

しかし、翌日に外来がない日に飲んでいると、翌朝はもちろん、昼過ぎまで疲れがとれず、落ち込む状態が続きました。外来がない日も管理雑務があります。気持ちが沈んだ状態では、こういった書類仕事を片づける速度も遅くなってしまいます。返さなければならないメール、かけなければならない電話、上司に報告しなければならない情報など、雑務は無数にあります。それらのなかには、強い気持ちがなければ、つい後回しにしたくなるような、気の重くなるものがあります。酒を飲んだ翌日は、こういう仕事をてきぱきとこなすことができなくなってしまいました。

それで酒をきっぱりやめることにしました。

やめてみてどうか。

どうということはありません。酒をやめて失ったものは何もありませんでした。むしろ、得たもののほうが大きい。体調不良の時間帯、体調不良の日というものが減りました。1日が長く使えるようになりました。1週間が有効に使えるようになりました。仕事もはかどるようになりました。

もう私も若いとはいえません。人生の残りを計算しながら過ごす年代になりました。こういうときに酒という無駄を省くことができたのは、とてもよかったと思っています。

こころとストレスの関係

「こころの病」という言葉は、誤解を招きやすいものです。

この言葉に患者さんも一般の人も、ともすれば精神科医自身も幻惑されているのかもしれません。

こころとは何なのでしょうか。

精神医学はこころを定義してはいません。しかし、1つのあり得る定義としては、こころとは、ストレス応答系だと考えることもできるかもしれません。ストレスに対処するシステムがこころだと考えるのです。

私たち人間は、ストレスを受けずに生きていくことはできません。逆に、適度なストレスがあるからこそ、それを原動力に反発心が出てきたり、やる気が出たり、生きていく元気が出たりするのではないでしょうか。

適度なストレスを受けて、「ああ、今日も1日大変だったな」と思い、肉体的にも精神的にも疲れを感じます。その疲れがあるから、その疲労を原動力にして眠れるのだともいえます。ですから、日中に一定のストレスを受けることは必要なのです。

睡眠の質をよくするのは肉体疲労、悪くするのはアルコールです。

「こころの病」という言葉に惑わされず、こころの健康を保つこと。そのためには、健康な生活習慣を保つこと。十分眠って、活発に動いて、アルコールを飲みすぎないことなのです。

女性の不調改善も「睡眠」がポイント

質のいい睡眠は、女性の不調にもてきめんに効果があります。

女性の場合、黄体期（排卵が終わってから次の生理が来るまでの約2週間のこと）に睡眠の質が悪くなる傾向があります。黄体期はイライラしやすいといわれています。生理前になると、ついイラ立ってしまう女性も少なからずいらっしゃるのではないでしょうか。

月経前症候群の女性も増えているようですが、その症状のなかに、イライラ、腹痛、頭痛、眠気などがあります。これもまた、睡眠の質が落ちているせいなのです。

こうした月経前症候群に対しても、おこなうことは非常にシンプルです。それは、いつもよりも30分程度早く就床すること、30分程度長く眠ること、それだけです。普段7時間寝ている人なら、黄体期だけは、7時間30分寝るようにします。たったこれだけで、イライラがぐっと減ります。

大人の女性だけでなく、中学生など思春期に入った女子も基本的には同じように考えてください。

初潮を迎えると、同じように生理前にイラ立ちを覚える女子もいるからです。

特に部活に忙しい中学生になると、夕方遅くまで体を激しく動かすことになります。これでは、副交感神経が優位になりリラックスに入るはずの時間帯に、お祭り騒ぎをしている感じです。こうして、体内時計が全体に後ろにずれ、睡眠時間がずれ、宵っ張りの朝寝坊となるのです。

女性の体は、ある時期において普段より長い睡眠を求めるものです。それがもっとも顕著なのが妊娠中ですが、黄体期もそれに似ています。体の求めに素直に従ったほうがいいというわけです。

第4章

発達障害という「個性」を生きる

子どもを伸ばすために親ができること

発達障害を「カミングアウト」する人たち

発達障害は英語でdevelopmental disorderといわれます。disorderというのは、オーダーから外れている、つまり秩序から外れている、という意味ですが、本当はここに「障害」という概念はないはずです。

しかし、これに日本語の訳語として「障害」をあてると、たちまち病気らしくなってしまいます。

では発達障害とは、障害（病気）なのでしょうか。

私は障害というよりは、個性と考えたほうが正しいと思います。誰しも自分の個性を持って生きています。それでいいのです。標準的な人間にならなければならない理由はありません。

でも中学生、高校生の思春期の少年・少女たちは、自分の個性に気づくよりも、「自分はみんなと違う」ことにことさら敏感です。彼ら、彼女らは、自分を変えなければならないというプレッシャーのなかで生きているようなところがあります。

これが、思春期を過ぎ、成人して、中年のおじさん、おばさん世代になれば、「自分とはこんなものか」というような、一種のあきらめを覚えたり、達観できたりします。自分はほかの人とここが違うということに気がついても、それでいいじゃないか、だから何なのだ、といった、いい意味での開き直りができるようになります。

でも、思春期はそうはいきません。自分は人と違う、自分は発達障害だということを（障害の名前がどうであれ）ことさらにネガティブにとらえるのです。

その一方で、最近は自分が発達障害であることをカミングアウトする人たちも増えてきました。

例えばモデルの栗原類さんは、『発達障害の僕が輝ける場所をみつけられた理由』という本を出版し、ＡＤＤ（注意欠如障害）であることをカミングアウトしています。

彼は小学校1年のときに留年、中学校では不登校になるなど、紆余曲折を経て芸能界で輝ける場所を見つけました。彼のことは、お母さまの教育法も含めてテレビ番組などにも取り上げられ、大反響だったようです。

また、人気ロックグループ SEKAI NO OWARI のボーカルである深瀬彗さんも、ＡＤＨＤやパニック障害の診断を受けたことがあること、精神科病院に入院した経験があることを語っています。
また、卓球の平野美宇選手の母・平野真理子さんは、三女のお嬢さんが発達障害（自閉症スペクトラム障害）であることを著書のなかで明かしています。

病名にとらわれてはいけない

このように著名人が堂々と発達障害であることをカミングアウトする最近の傾向に、私は少し戸惑いを覚えます。

悪いことだとは思いません。発達障害について積極的に語ることで、ほかの発達障害の子どもたちが「自分だけじゃないんだ」と思って、自信を持つことができるならば、それでもいいでしょう。

それでも私は、本人やご家族があえてカミングアウトする必要はないのではないかと考えています。わざわざ「発達障害です」といわなくても、例えば注意欠如多動性障害なら「自分はほかの子よりも元気がいい」、自閉症スペクトラム障害なら「自分は凝り性だ」「私はオタクなのだ」と本人が思えば、それでいいのです。「〇〇障害」といったネガティブな自己規定をする必要はないと思います。

私自身の経験からも、考えさせられるものがあります。

私の場合、「先天性眼球振盪《がんきゅうしんとう》」という障害があります。一般には略して「先天眼振《がんしん》」と呼ばれることが多いのですが、要は、自分の意思とは関係なく目が動いてしまうのです。

そのため、人と目を合わせるのが苦手です。

幼い頃から「目がおかしいぞ」「何かおどおどしているね」というようなことを何度となくいわれてきました。そのたびに「生まれつきの症状なんだ」と説明するのも面倒だし、変に同情をされたり、興味を持たれたりするのも嫌でした。

一方で、「井原というやつは、目を見て話さない失礼なやつだ」と思われることもあって、少々、苦労しました。

ともあれ、私はことさらにカミングアウトすることもせず、人に指摘されてはじめて、「ああ、これは先天眼振というものなのです。別に大きな病気じゃないし、脳腫瘍の症状なんかじゃないですから、心配は無用です」ということにしています。

私自身は、たかだか先天眼振ぐらいで、ネガティブにとらえていませんし、ハンディだとも思っていません。顔に大きなホクロが1つありますという程度のことだととらえています。

1つのものを凝視するのは苦手ですから、目を酷使する外科系の医師になっていたら、うまくいかなかったでしょう。でも幸いなことに精神科医という仕事を見つけました。自分の得意分野で、自分の不得意な部分が露呈しないところで自分の人生を見つけたのです。発達障害のお子さんだって、同じではないでしょうか。得意分野で活躍すればいいのです。わざわざ苦手なものをやらせて、自己肯定感を低くさせることはありません。自分が選んだ仕事がたまたま自分に向いていれば、こんな幸せなことはないでしょう。

もちろん、自分自身をよく知ったうえで、自分にふさわしい人生を選択するということは、誰にとっても難しいことです。発達障害の若者の場合、少々、その点が人よりさらに難しいかもしれません。でも、要は、自分の特性をよく理解したうえで、それに合った生き方をすればいいだけの話なのです。

話を元に戻しましょう。

私自身の経験を含めて思うのは、発達障害をカミングアウトしたところで、何も変わりません。何らかの解決が得られるということもないと思います。自分の人生を自分の力で創っていかなければいけないということについては、同じなのです。

「病気」なのか「個性」なのか

発達障害が病気なのか、個性なのかという議論は、実はいまだに決着がついていません。

先に発達障害を英語では、developmental disorder というと述べました。

あくまでも disease（疾患）ではなく、disorder と表現しているところからして、精神医学のお偉方もあえて曖昧《あいまい》にしているような気がします。

その名前を知らない人はいないほどの偉大な発明家トーマス・エジソンは、今でいう注意欠如多動性障害とされています。

もちろんエジソンはエジソン自身が優れていたのであって、多動性障害だったから偉大だというわけではありません。それに、多動性障害の人すべてが、エジソンのようになれるわけではないでしょう。

ただ、大切なのは、発達障害という言葉もない時代、エジソンの母親は息子を精神科に連れて行くこともなく（もちろん当時は精神科医もいなかったでしょうが）、おっちょこちょいで学校には不適応だった我が子に、愛情深く接したことでしょう。そして息子のいいところを伸ばそうと、学校に頼ることなく、一生懸命に教育したのです。

エジソンのよく知られているエピソードに、「なぜものが燃えるのか」を知りたいと思い、藁《わら》を燃やして自宅の納屋を全焼させてしまったというものがあります。こういう危なっかしいことをするエジソン少年に対して、母親はおそらくまっとうな叱責もしたはずです。しかし、我が子を見放すこともなく、根気強く育てていきました。

今の時代に彼が生きていたら、そして精神科にかかったら、多動性障害の診断がついて、薬を処方されたことでしょう。そうなると彼の人生はどうなっていたでしょうか。好奇心にあふれ、いろいろなことを試したくて仕方なかった少年が、ひどくおとなしくて、お行儀のいい子につくり替えられてしまったかもしれません。そうすることが、彼の才能を十全に生かすことになっていたのか。私は疑問に感じます。

エジソンもそうですが、発達障害といわれる人のなかには、いきいきとした好奇心とはつらつとした行動力を持っている人が多いものです。それで、好きなことを追究していって、その結果、人生をすばらしいものにした人もたくさんいます。

自分も発達障害かもしれない

私は多動性障害なのか。

これは、以前から人からもいわれることがありました。集中しているときはかなり仕事が速いほうです。その一方で、落ち着かないところも、人に指摘されていました。

おそらく、私は、多動性障害の診断基準を満たすか、満たさないかの境界域だと思います。私自身、自分の体のなかにせかせかとしたリズムを持っていることに気づいています。

私は、キーボードのブラインドタッチがかなり速いほうですが、リズミカルにキーを叩いていると妙に落ち着くのです。カルテも医者にしては丁寧に書くほうで、文字を楷書で一画一画書いていると、心地よいと感じられます。文字を書くという作業は、とめ、はね、はらい、さらには緩急の差、直線と曲線、縦と横、こういった変化に富んでいます。文字を書きながら、そこにリズムや強弱を感じているので、楽器を演奏する楽しみに近いものがそこにあるように思います。

中高時代は、授業をおとなしく聴いていることが得意とはいえませんでした。手持ち無沙汰で、手や足など何かを動かしたくなります。数学の時間のように自分で問題を解いて、手を動かしているときはいいのですが、受け身で聴くだけの授業というものがとても苦手でした。

精神科医の仕事は、人の話を聴くことです。私が患者さんの話を聴くことができているのは、同時にカルテを書いているからです。キーボードを打ち込んだり、万年筆で書いて、自分でリズムを刻みながら患者さんの言葉を、音楽を聴くように聴いています。手を動かすリズムを通して集中力を高めて、患者さんの言葉を聴こうとしているのです。

私にとって、せかせかとしているのは、仕事のリズムをつくるうえでも必要なことです。これを「多動性障害の症状でしょう。治すべきだ」といわれても、「大きなお世話だ」としかいいようがありません。そんなことをされたら、普段のパフォーマンスを発揮できなくなるでしょう。

そう考えると、発達障害は「才能」とはいわないまでも、少なくとも「病気」ではなく、「個性」だといえるのではないでしょうか。

個性という言葉がわかりにくければ、「ユニークだ」と考えてみてはどうでしょうか。

あなたのまわりにも、1人や2人は個性的すぎる人がいるはずです。それらの人が皆、精神科医にかかれば発達障害と診断されるわけではないでしょうが、要は発達障害など、その程度に過ぎません。ビョーキだ、ビョーキだと騒ぐほどのことではありません。

もはや、診断名なんて関係ない

発達障害にもかかわらず、否、むしろ、それゆえにこそ、自分の個性を生かして活躍している人がいます。

そのなかの2人をここで取り上げてみましょう。2人ともメディアで紹介され、私も知るところとなりましたので、面識はありません。

1人めは、自家焙煎《ばいせん》コーヒー店「ホライズンラボ」店長の岩野響さんです。

岩野響さんは、2017年に中学を卒業後、自宅でコーヒー豆の自家焙煎のお店「HORIZON LABO」をオープンしました（現在は通信販売のみ）。

岩野さんがアスペルガー症候群と診断されたのは小学校3年生のときだそうです。中学に入学すると、勉強と部活のめまぐるしいサイクルについていけなくなり、体に不調を感じ、学校に行けなくなりました。

一方で、岩野さんは幼少期から味覚と嗅覚に鋭敏でした。

確かに、アスペルガー症候群を含む自閉症スペクトラム障害の人のなかに、ある種の感覚にきわめて敏感な人がいます。この感覚は、人によって実に多様です。触覚が鋭敏で、そのために布地の特有の肌触りを強く好んだり、逆にひどく嫌がったりする子どもがいます。そうかと思うと、音に敏感で、オーディオの特徴にこだわる子どももいます。雑音があるかないか、音に歪《ゆが》みや揺れがないか、個々の音が鮮明に分離しているかなど、音の物理的特性を察知する能力が高いのです。こういう人は、長じてオーディオ・マニアになったりします。

岩野さんの場合も、おそらく、味わい、香りの微妙な違いに気づいて、しかもその違いを楽しむ才能があったのでしょう。その才能を生かして、コーヒー豆の焙煎をおこなうようになります。それまではたくさんの「できないこと」に潰されそうになっていた岩野さんが、「できること」「得意なこと」を見つけた瞬間でした。

店のチラシには「ぼくができることから　ぼくにしかできないことへ」とあります。ご両親が、岩野さんの可能性を見つけ、彼のよさを引き出したことが大きかったのでしょう。

私の印象では、彼はまだ若いですから、感覚への感受性も、これからさらに育っていくと思います。

コーヒー豆にこだわる必要はないように思います。緑茶、紅茶はもちろんのこと、成人したらワイン、ウイスキーなどのアルコールに行くのもあり得るでしょう。おいしいカクテルなどもつくりそうな気がします。チーズのにおいについては、彼のようなタイプは場合によってはひどく嫌うこともあり得ますが、嫌いでなければ、チーズの専門家になるのはあっという間でしょう。触覚もおそらく敏感でしょうから、服飾の方面に進むのも面白いでしょう。肌に違和感のないワイシャツとか、汗をかいても気持ち悪さの少ない下着とか、ユニークな作品をつくりそうな気もします。

もう1人はピアニストの野田あすかさん。

野田さんは現在36歳です。幼い頃からピアノをはじめ、そちらの才能はすくすくと成長。しかし、その一方で、人とのコミュニケーションは苦手で、対人状況のなかで如才なくふるまうことができない。そして、悪気はないのに場にそぐわない行動をとって、ひんしゅくを買ってしまっていたようです。学生時代も転校、退学、自傷行為、パニック障害などで入退院を繰り返していたそうです。発達障害（自閉症スペクトラム障害）と診断されたのは、22歳のときでした。

しかし、才能を見出してくれた恩師、家族の支えもあって、ピアニストとして成功し、作曲の才能にも恵まれて、美しいCDブックをつくり、数々のリサイタルで活躍中です。

人生を生きる難しさは皆同じ

私が、岩野さんや野田さんのケースを見て思い出したのは、ゲーテの言葉です。

「才能を授かり才能に生まれついた者は、この才能に生きることがもっとも美しい生き方だ」(『ヴィルヘルム・マイスターの修業時代』)

このお2人は、発達障害であることを公言していますが、発達障害がこの人たちを幸せにしているわけではありません。むしろ、才能を存分に発揮する人生を送っていることが、この人たちを美しく輝かせているのです。

このお2人のことを考えるにつけ、薬は発達障害に必要ないと痛感します。むしろ、「どうか、決して薬など飲まないでください。あなたの繊細な感性を、薬なんかで汚さないでください」とつくづく思います。

岩野さんは鋭い嗅覚、味覚があってこその活躍です。薬は唾液の分泌を抑えますから、間接的に味覚・嗅覚に影響を与える可能性があります。厚生労働省の「薬物性味覚障害」

をめぐる資料では、原因となる薬剤として抗うつ薬をあげています。岩野さんだけでなく、食文化のプロたちは、味やにおいに影響を与えるような薬物は、明白なメリットがない限り控えるべきだと思います。

野田さんも同じです。私も、この人のピアノをインターネットで聴いてみたことがあります。繊細なタッチ、美しい旋律は、体の健康があってこそです。

私が思い出すのは、以前診ていた漫画家のケースです。この人は、前の病院で向精神薬をかなり出されていて手が震えるようになってしまいました。漫画家にとって手の震えは致命的です。私のところで少しずつ減らして、最終的にはゼロにして、漫画家に復帰しました。

私は、外科医、画家、漫画家、イラストレーター、陶芸家など手の繊細な動きで勝負する人に対しては、原則として薬剤は使わない、もしくは最小限にとどめます。手が震えては仕事になりません。治療の名のもとに職業人としての可能性を断ち切ってしまっては本末転倒です。

特に野田さんのような、指の微妙な強弱、繊細な動きで勝負する人にとって、「手の健康」は何よりも重視しなければなりません。野田さんにとって「こころの健康」とは「手の健康」「指の健康」のことです。こちらを第一に考えれば、「こころの健康」はあとからついてきます。

注意欠如多動性障害であれ、自閉症スペクトラム障害であれ、アスペルガー症候群であれ、診断名はどうでもいいのです。診断名がどれに該当しようと、該当しなかろうと、すべきことはただ1つ、自分の人生を生きるということです。ほかの誰の人生でもない、自分の人生を生きなければなりません。

生きることは難しい。それでも生きなければなりません。それはどんな人間でも同じです。発達障害かどうかなど、どうでもいいのです。生きなければいけません。その切実な問題を前にしては、「発達障害かどうか」などというトリビアルな疑問は吹き飛んでしまいます。

生きなければいけない。しかし、自分は人と違う。では、どうするか。そう考えるところからすべてがはじまります。人と違う自分を、強引に人と同じにしなくてもいいし、そうすべきでもありません。

ただ、こころのなかの自分がいかに人と違っていても、外面だけは人に合わせていく。

いたずらに周囲と摩擦を起こしても仕方ありません。疲れるだけです。外側は人々と調和して生きつつ、こころのなかでは違和感もあるでしょうけれど、そんな違和感こそ個性のなせるわざ。自分のなかの人に理解されない自分を、むしろ大切にこころにしまってほしいと思います。

こころの奥底の自分を変えなくても、表面的に他者と和していくことはできます。そうやって内と外とを使い分けることこそ、大人になっていくという意味なのです。

ナントカ障害やナントカ症候群といった診断名がついたからといって、直ちに生き方が見つかるわけでもありません。診断名がついてホッとするご家族も多いのですが、診断はどうであれ生きなければいけません。この人生で最大の問題を、診断名が解決してくれることはありません。

人にいいたくないことは、誰にだってある

発達障害の子どもたちが学校で、家庭で、何らかの困難を抱えていることは確かです。

その困難について、具体的にどう対処するべきか一緒に考えてあげることは必要です。

そうして一緒に考えているうちに、ナントカ障害やナントカ症候群の診断名についての関

心は、どこかに行ってしまいます。それでいいのです。

診断名にこだわっていたお母さまが、子どもたちの生き方について一緒に話し合っていくうちに、いつの間にか診断のことを話さなくなった、というケースは少なくありません。

岩野さんのコーヒーを求めるお客さんも、野田さんのピアノを聴きたいお客さんも、2人が発達障害かどうかなど関係ないのです。岩野さんが発達障害だからコーヒーが飲みたいとか、野田さんが発達障害だから、彼女のピアノが聴きたいわけではありません。

病名とはまったく関係のないところに、人間としての価値があるのです。


発達障害であることが恥ずべきことなのか、あえてカミングアウトすべきことなのか、そんなことを議論する意味もないと思います。

そもそも人間は誰だって恥ずかしいことを抱えながら生きているからです。

いわゆる〝黒歴史〟です。誰しも1つや2つ、それどころか3つや4つは恥ずかしい思い出があるでしょう。

私たちは過去に犯した過ち、恥ずべきこと、誰にもいえないこと、そのすべてを赤裸々に語ることなく、胸に抱え込んで生きています。

例えば、小学生の頃、授業中にトイレに間に合わずに大きいほうを漏らしてしまったことがあるかもしれません。あるいは、学芸会のお芝居で覚えたセリフがまったく出てこずに、大勢の前で泣き出してしまった、ということもあるかもしれません。中学生の頃、好きな女子にしつこく電話をしても出てくれない、そのうち家の前まで行ったら、彼女が怯《おび》えて警察に電話をしてしまった、などということもあるかもしれません。

思い出すだけで背筋が凍るような、叫び出したくなるような経験の数々——うまくいかないことばかりを繰り返すのが子ども時代、思春期というものではないでしょうか。

子どもの頃に限らず、大人になってもそうそう変わりはしません。経験を積んだ分、若いときほど愚かなことはしないにせよ、人生そのものが生き恥をさらすことの連続です。でも、内心、そういった自己嫌悪にまみれながらも、やせ我慢して、顔では分別のある大人のふりをしている。それが生きていくということの意味ではないでしょうか。

子どもを伸ばすためにできること

発達障害といわれる子どもに対して、親はどんなことができるでしょうか。

発達障害一般を理解しようとしても仕方ありません。むしろ理解すべきは、発達障害一般の問題があなたのお子さんの、具体的な場面で、どのように弱点として露呈するかです。ご子息、お嬢さまの実際の生活場面をつぶさに見ていく必要があります。そのなかで、どんなふうに苦労しているのか、どんなふうに戸惑っているのか、そういった生活の場における発達障害をこそ見ていかなければなりません。

一番困る場面は対人関係でしょう。発達障害の子どもは、総じて、人の思惑を察することと、場の空気を読んでいくことが苦手です。

一方で、とてもいいところもあります。知的なテーマについて深く追究することです。ですから、彼や彼女を手助けする基本は、その子のいいところ、悪いところ、得意なところ、苦手なところを読み取ることです。そしてその欠点を最小化し、いいところを最大化する方法を一緒に考えればいいのです。

ユニークなところを尊重することで、自尊心を維持することができます。得意なことを積極的におこなわせることで、自信を深めることもできます。

先にお話しした岩野さんのコーヒー豆の焙煎、野田さんのピアノなどは、その典型例といえるでしょう。

その子のいいところを伸ばすためには、そもそも、いいところを見つけてあげなければいけません。そのためには、さまざまなことをやらせてあげるといいでしょう。習い事、スポーツ、いろいろあっていいと思います。

「出会い」は大切です。その子が何が得意なのか、どんなことをするといきいきするのか、多くのものに出会わせてあげて、見つけていきましょう。それは発達障害ではない一般のお子さんにとっても同じです。

いろいろなことを体験するなかで、その子に合ったもの、好きなもの、やりたいと思えるものが見つかれば、それを思う存分にさせてあげましょう。

多動は「抑える」よりむしろ「発散させる」

多動性障害の子どもたちに対しては、その多動性を表現させることが有効です。子どもの元気のよさを、建設的に解消するのです。

逆説的な言い方になりますが、多動性障害への最良の解決法は、「多動には多動を！」です。

多動性障害の子どもが精神科にかかれば、多動性を鎮める薬が処方されてしまいます。

しかし、それは何の解決にもならない。治療にもなりません。ただ、個性を殺しているだけです。

それよりも、多動を思い切り発揮させて、目いっぱい動いて、力尽きて眠るという、ワイルドな生活を送らせてあげればいいのです。

多動性障害の子というのは、いわば、「こころはいつも16ビート」の世界を生きています。いつも体のなかで激しいリズムを刻んでいるような、活発な動きを求めているのです。でも「いつも落ち着かない」ので、先生は困り果てている。親からは怒られている。いつもエネルギーが不完全燃焼の状態です。

お母さま、お父さまとしては、その多動性を吸収できるものが身近にないかどうか一生懸命探してみてください。吸収できるものなら、絵、料理、楽器、コンピュータ、裁縫、模型づくり、そろばん、ダンス、スポーツ、何でもいいのです。

多動性を吸収、というとスポーツのほうに目が行きがちですが、体全体を動かさなくても大丈夫です。楽器やコンピュータのキーボード、料理、そろばんなどで手先を動かすことでも吸収できます。

実際、数学少年のなかには、多動性障害のお子さんが混じっていることがあります。数式を展開して、次々に問題を解いていくとき、自分の頭のなかでセカセカとしたリズムを刻んでいるからです。これも一種の「吸収」です。

絵を描いたり、模型をつくったりも同じです。習字などは、落ち着かない子どもには無理だと思われがちですが、実は、習字のなかのとめ、はね、はらいには、リズムがありますから、多動性を吸収してくれます。実際、習字少年は、筆やペンや鉛筆を与えられなくても、とめ、はね、はらいのシミュレーションをシャドーボクシングのように四六時中やっているものです。

こういった建設的な活動によって多動性を吸収することが一番です。そこに心地よい疲労感が伴うとさらによいでしょう。適度な肉体疲労が少し残ると、こころは落ち着きます。まるで、遊び疲れた子どもがスヤスヤ眠るように。活動と休息の動物的な反復こそが、自然な状態です。

例えば運動部の部活をやっている生徒は、授業中は多動ではないはずです。むしろ落ち着いていることが多いでしょう。それは、四六時中軽い筋肉疲労があるからです。授業中、寝ていることも多いかもしれませんが、常に肉体疲労を身にまとっている状態なので、多動になりようがないのです。

発達障害の子は、得てして頭で考えすぎるところがあります。でも、人間もホモ・サピエンスという霊長類、一種の動物です。考えるだけでは健康な生活とはいえません。活動と休息の野性的な反復があってこそ、こころと体の健康につながります。

多動というものは、可能性を秘めています。うまく生かせばすばらしい生産的な人生につながるはずです。

変化に対応するのは苦手

発達障害の子どもは、対人場面で自然にふるまうことが苦手です。多くの子どもが、対人場面で困難を抱えています。

それが顕著に出てくるのは、修学旅行、体育祭、文化祭などの学校行事のとき。さらには、クラス替えなどの今までとは異なることが起きる場合です。

これまでと違う状況、これまでと違う人間関係、これまでと違う日程というような、これまでの行動パターンが通用しない場面は、発達障害の子どもを不安にさせます。そして、その不安をあからさまに顔に出してしまったり、うろたえたり、たじろいだり、取り乱したりして、そんなふうにしている本人を見て、まわりも驚いて、まわりの驚いた視線がますます、彼、彼女を不安にさせてしまうのです。

例えばもうじきクラス替えがあるなら、

「最初はあまり自分を出さないほうがいいぞ」

「しばらくは多くを語らずにクラスメートの様子を見ていよう」

「慎重に行動したほうがいいよ」

というようなアドバイスが必要でしょう。

大人たちが的確にアドバイスするためには、普段からその子がどんな状況でパニックになりやすいのか、どんな対人関係だと不安に陥りやすいのか、逆にどんな状況ならゆとりを持って対応できるのか、どういう行動パターンを日課としているのかを知り、ある程度、事前に分析しておくことが必要です。


実際、人前で取り乱してしまった経験を何度となく持つお子さんは多いでしょう。時には、その経験を振り返る必要も出てきます。

あまり何度も振り返らせるとこころの傷になってしまうこともありますが、少し時間が経って落ち着いたら振り返ることをさせて、同じ失敗をしないように、対応策を考えさせればいいでしょう。

多少、リスクもありますが、私ならおそらく診察場面で、「先週はこんな失敗をしてしまったから、来週は気をつけようね。次はこんなふうにやってみようよ」

というようなシミュレーションをおこなうでしょう。

ご家族も、こんな言い方で理解させることができればいいと思います。


先述したように、発達障害の子どもたちは、これまでと違うこと、変化に対応するのが苦手です。

ですから人間関係が新しくはじまったときなどは、親は特に注意を払うべきでしょう。

進級や進学はもちろん、就職、あるいは男女交際といったような人間関係が、その子の心理・行動にどのような影響をもたらすかということについてです。

特に中学生、高校生の時期は、今まで経験したことがないようなことが次々と起こります。大人の読者の皆さんはぜひ思い出してもらいたいと思います。かつて、同じような経験をしたはずです。

毎日が驚きの連続であるこの時期、その驚きのなかで友だちのことも知り、世の中のことも知り、自分のことも知って、成長していきます。その過程では、傷つきもします。成長において、適度な傷つきは必要です。でも、傷つきが過ぎれば、致命傷になってしまいます。特に発達障害のお子さんの場合は、そのあたりの加減が難しいところで、大人たちが注意深く見守っていかなければなりません。

ルーティン、マイルールなど、こだわりが強い

発達障害、特に自閉症スペクトラム障害、アスペルガー症候群といわれている多くのお子さんは、感覚刺激に対する反応がちょっと異質です。その敏感さを、先述した岩野響さんのようにうまく利用できればいいのですが、感覚刺激が激しい感情を引き起こしてしまうことがあります。普通の子どもたちならば気にしないようなことで、敏感になったり、イライラしたり、パニックに陥ったりしてしまうのです。

ちょっとした雑音、反射してくる光、かすかに感じる振動などが気になって、集中できなくなったり、不安になってしまうことがあります。そのため、お子さんがどんなものが苦手かを知っておく必要があるでしょう。

また、発達障害の子どものなかに、自分なりの「ルーティン」「マイルール」のようなものを持っている人がいます。

普段とは違う状況にうまく対応できない傾向があることはすでにお話しした通りです。彼や彼女は、ある種の「行動パターン」を持っています。その行動パターンを繰り返しおこなうことを日課にしていることがあるのです。

例えば、学校に行くために家を出る前までにすることを、毎日変えずにおこなっていたり、同じ道を歩くことを決めていたりします。

行動パターンをルーティン化することで、余計なことを考えないようにしているのです。逆に、そのルーティンが突発的な出来事で崩されたときや、何かの理由で妨げられたとき、平和な日常が突然破られたかのような驚愕を感じて、パニックを起こすことがあります。

一方で、甚だしくルーティンの行動が多いと非効率です。決まり切った行動パターンがどれくらいあるのかは、ご家族はそれとなく知っておくべきでしょう。

行動パターンは尊重してあげるべきです。でも、度が過ぎる場合、融通が利かない場合は、日常生活に支障が出てきてしまいます。

朝起きて家を出るまでのルールが決まっていると、例えば「明日の朝は、遠足だから、いつもよりも30分早く家を出なければならない」というときに、柔軟に対応できないかもしれません。

重要なものと、そうでないものの区別がつきにくい傾向もあります。

物事の優先順位をつけるのが苦手であるため、こだわる必要のないところにこだわってしまうのです。

例えば、大人たちの事務仕事の場合は、ある書類を提出するとき、正確性（完成度）とスピードのどちらを優先すべきか迷うことがあるでしょう。多少正確性は欠いても、期日に間に合わせるように出さなければいけないときもあれば、期日から遅れても、ある程度完成度の高いものを提出したほうがいい場合があります。

こういった加減をどうするか、判断することが苦手なのです。

知的好奇心を伸ばす際の注意点

また発達障害のお子さんは、知的好奇心や知的関心が高いことが多く、それ自体はいいことです。

ただ、注意が必要なのは、危機察知力が低いため、のめり込みすぎて歯止めが利かなくなる傾向があることです。

例えばアニメやアイドルに夢中になるのはいいのですが、好きすぎてストーカーのように追いかけてしまったり、コンピュータに興味を持ち、ハッキングをしてみたら面白くてやめられなくなってしまったりなどです。

私も自閉症スペクトラム障害の少年が起こした犯罪で、法廷に立つことがあります。自閉症スペクトラム障害の行動特性をよく知っていて、その立場から少年の行動について語ることができるのは、私どものような発達障害の専門家しかいないからです。

自閉症スペクトラム障害の場合、興味や関心の範囲が狭く、かつ偏っています。

興味関心のあることにのめり込んでその能力がいい方向で発揮できるならいいのですが、

凝り性で実験好きの性格が、時に愚かな犯罪に結びついてしまったり、性的な関心が逸脱行動に結びつくこともあります。

ただ発達障害であるだけならば、ちょっと個性的な子ですむのですが、時にその興味関心が思いもよらぬ対象に向かうことがあります。人の思惑を察することが苦手なために、それが反社会的な行動と結びつくことがあります。

そのうえ、自閉症スペクトラム障害の人たちは想像と現実の区別をつけることが苦手です。それで、「これをしてみたらどうなるだろうか」「やってみよう」と思ってしまうと、その結果、どんな事態が発生するか予想することができないのです。

知的関心や興味が広がっていくとき、その行動が社会的に許容範囲内かどうか、人にだまされたり、犯罪に結びついたりしてしまわないかは、大人たちが見守る必要があります。また、知的関心を通して知り合う人、興味深い話をしてくれる人に対して、警戒心なく近づいてしまう傾向もあります。最近知り合った人が、危険な人間でないか、まわりはそれとなく気をつけてあげなければなりません。

ただでさえ、発達障害の子どもは、このままでは落とし穴に陥るかもしれないということを察知することが難しいのです。大人と違って、起こり得る最悪の事態を想像できないため、大人が先回りをする必要がある場合も少なくありません。

「こころの予行演習」で想定外を少なくする

では、想像力の欠如があり、危機察知力が低い発達障害の子どもは、具体的にどう対処してあげればいいのでしょうか。

発達障害の子どもたちは、いつもと違うことがあった場合に、取り乱したり不安になったりして、みんなの前で恥をかいてしまった経験を持っています。このような経験は確かに気の毒ですが、でもこの機会に、無防備に出ていくことのリスクを教えてあげることもできます。

危機察知力が低いというのは、何も犯罪につながるリスクだけを指すのではありません。「この場で、そんな話題を持ち出さなくていいのに」と思うようなことを平気でいってしまったり、「慎重になるべきときに、どうしてそんな軽率な行動をとってしまうのか」ということをしでかしたりする。やはり、危機察知力が低いのです。

先述したように、学校行事やクラス替えなど、いつもと違うことがありそうなときは、事前に起きそうなことを想像させてあげる必要があります。

つまり、こころのなかでリハーサルをするのです。

大人でも、明日重要な打ち合わせやプレゼンテーションがあるとき、こころのなかで明日の様子を思い描いて、どうやって話そうかと考えるでしょう。

「もしもこういわれたら、こう答えよう」と考えたり、起こり得るハプニングやトラブルを想像して、その対応を考えたりするはずです。それと同じことを、お子さんにもやってもらうのです。

起こり得る可能性を事前に想定して、子どもにとって「想定外」のことが少なくなるようにします。

例えば遠足があれば、「いつもと登校時間が違うから、時間についてはちゃんとメモに書いて準備しておこう」とか、学習発表会があれば、「発表したときに、こんなことをいわれるかもしれない、こんな意見も出るかもしれない。でもその挑発にのらないで、こういうふうに答えましょう」といったようなことを、1人ひとりの状況に応じてアドバイスするのです。

失敗という経験を学びに変える

もちろん、リハーサルをすることで、すぐに危機察知力がつくわけではありません。基本的には経験を通して学んでいくことが大切です。私が診察室でいくら起こり得ることとその対応の仕方を具体的に話しても、すぐできるようになるわけではありません。

すべての人に共通していえることですが、失敗をして恥をかくことはあります。失敗の経験をすることもあります。しかし、それを振り返って、少しずつ自分の行動を修正していく過程が、成長していくということでしょう。失敗するとは、うまくいかない方法を1つ学習するということでもあるのです。

お子さん本人やご家族に対して、私はよく以下のようにいいます。

「私は発達障害のことを多少知っているけれど、診察室に来て、ナントカ療法やナントカ訓練をお子さんが1週間ないし2週間受けたからといって、それができるようになるほど簡単なことではない、そんなに一朝一夕に変わるとか治るものではないですよ」と。

まるでインフルエンザを治すかのように、みるみる病気が治りました、などというものではないのです。

結局は、1人ひとりが、人生のなかでどれだけ経験を積むかです。どんなに優れた訓練法があったにせよ、経験を通して学んでいく以上の方法はありません。

自分の個性を大切にしながら、周囲と融和していく――これができるようになるには、10年20年かかると思ってもいいですし、あるいは一生涯にわたってこの不全感に苦しみながら生きることになるかもしれません。

発達障害であろうがなかろうが、すべての人が、自分という個性と長くつき合うことになります。自分という個性から逃れることはできません。

だから自分の個性を理解して、自分の大切な部分は守りながら、その一方で周囲と折り合いをつけて生きていく、これが人生の中長期的な目標になるのです。

自分に合った仕事と出会うには

子どもたちは等しく成長し、やがて大人になっていきます。

社会生活を営んでいくうえで、どんな仕事を選ぶかは、ご本人も、お父さま、お母さまも、悩ましいところでしょう。いいところを伸ばしていきつつ、それが職業に結びついたらこんなに幸せなことはありません。

彼らの特徴を生かせば、とてつもなくいい仕事をしてくれるでしょう。でも、個性を生かせる仕事につけるとは限りません。

例えば自閉症スペクトラム障害のなかには知性が高い〝勉強オタク〟がいて、高学歴な人も多いものです。実際、医学部の学生にも発達障害と思われる学生はしばしばいます。

医学部に合格するには、勉強オタクでなければいけません。来る日も来る日も勉強する日を過ごしてやっと医学部に合格して、そのあとも来る日も来る日も勉強して、やっと卒業して、国家試験に合格して、医者になってからも来る日も来る日も勉強です。医者の仕事は、勉強オタク以外には務まりません。

ただ、勉強オタクであるだけでは、医師は務まりません。実務があります。

医学生にとっても最初の難関が臨床実習です。ペーパー試験で問題なく通ってしまった医学生が、いざ臨床実習になったとき、ちょっとした問題を起こすことがあります。患者さんへの対応が上手くできない、カルテの記入や症例のレポートがずさんである、スタッフへの報告・連絡・相談ができないなどです。ペーパー試験ではわからなかった弱点が、臨床実習で露呈されてしまうわけです。

看護の仕事でもそうです。看護の学校で成績が非常によくても、実習がはじまったらまるでできないということも珍しくありません。ペーパーテストができることと、実習ができるということは違うのです。

看護でいえば、試験でいい点を取れても、実習のときの要領が悪く、患者さんとのあいだでトラブルを起こす、患者さんと視線を合わせない、基本的なエチケットがなっていない、というようなことが起こります。

こういった場合にはどのように改善したらいいのかというと、指導する側の立場からいえば、最低限のマナーだけは身につけさせるようにします。

例えば、「おはようございます」「よろしくお願いします」「お大事にしてください」というワンパターンの言葉だけは覚えさせて、言語明瞭《めいりょう》に発声できるようにしてもらいます。これだけでもトラブルは減ります。

医学部生なら「お加減はどうですか」「痛いところはないですか」「お待たせしました。どうぞおかけください」「一度、待合室でお待ちください」などの決まり文句があります。それだけはいってもらうようにするのです。

医療や看護は、ファストフード店の店員さんとは違いますが、それでもマニュアル化できる対応はマニュアル化することです。パターン化したフレーズを正確に発声できるようにすればいいのです。

対人関係が苦手な彼や彼女たちは、臨機応変な応答が苦手です。ですから、まずは、その場で自分に合った役割を、表面的でいいので「演じる」ように努力してもらうわけです。

また、指導者が技術指導をおこなう場合、彼ら彼女らは、耳で聞いて理解できる情報が1つずつでないと難しい傾向があります。

「これやって、あれやって。それが終わったらこれとこれ」などと、複数の指示を伝えてもわからないのです。

「まず、これをやれ。終わったらすぐ戻れ」、これが指導の基本です。複数の情報を同時に処理することはできないと思います。だから、口頭指示としては最小限にとどめます。

ただ、医療・看護の現場では、矢継ぎ早に指示を出さなければいけない場合もあります。普通なら、覚えきれないほどの複数のことを頼まれたら、自発的にメモをとるなどします。でも、彼や彼女は、メモをとるという発想が出てこないと思います。

ですから「メモをとれ。今からいう」と具体的に指示するようにします。口頭で指示する場合は、あっさり、はっきり、シンプルに伝える必要もあります。それをせずに叱責の言葉をシャワーのように浴びせてしまうと、何をいわれたかは頭に残らず、まるで強い風が吹いてきたかのように、「怖かった」という恐怖心だけが植え付けられてしまいます。

医学部生と看護職のケースはあくまでも1つの例です。でも、このように、多かれ少なかれ、社会生活を営むようになったら、実践場面での努力が必要になります。なかには、周囲からはどう見ても合わない仕事なのに、本人が執拗にその仕事にこだわるケースもあります。仕事が合わない場合は、自分に合った仕事を探していけばいいのです。ただ、それすらも失敗を経験していくなかで、自分で気づいていくしかないかもしれません。

共通の趣味を持つ同士を見つける

自閉症スペクトラム障害の子どもたちは、知的関心は高いものの、対人関係が苦手な傾向があること、そして興味関心の幅が狭く、偏りがあることは、今まで述べてきた通りです。

生きづらさを感じやすいそんな子どもたちが、自分らしく生きていくために私がおすすめしているのが、「オタクとして生きる」ことです。

「オタク」という言葉を、私は決して否定的な意味でいっているのではありません。この言葉は、1980年代に使われはじめた頃はネガティブなニュアンスを持っていたかもしれません。しかし、今ではクール・ジャパンの象徴です。

オタク的な深い知識を持っていることは、知的魅力になります。また、その知識が誰かの役に立つことだってあります。だから、自分の興味があることがあれば、どんどん深めていけばいいのです。

その興味が反社会的な方向に向いてしまうと困りますが、そうでさえなければ、自閉症スペクトラム障害の人たちは自らの興味関心に従って、存分に知的な人生を送ればいいのです。

アニメが好きならとことんアニメに詳しくなればいい。歴史好きならどんどん歴史を掘り下げていけばいい。最近では歴史好きな女子、「歴女」もいます。

同じように「鉄ちゃん」と呼ばれる鉄道好きな男性、または「鉄子」と呼ばれる女性もいます。「撮り鉄」「乗り鉄」などその分類もたくさんあるようです。また、時刻表が愛読書だったり、電車の型に詳しかったり、音に詳しい人もいます。

みんながみんな、同じものが好きだったら、世の中は面白くない。人間の興味関心というものに多様性があるのは、健全なことです。

自閉症スペクトラム障害の人たちは、人間関係においてうまく立ち回ることは苦手かもしれません。しかし、同じものに興味関心があるもの同士で仲間になることで、人間関係が広がっていくことは大いにあります。

いわゆる「同好の士」を見つけるのです。

そのなかで、鉄ちゃんと鉄子のあいだにロマンスが芽生えるかもしれません。鉄道の話だけで2人でずっと盛り上がることができる、ほかの人は誰もあいだに入れないような世界ができてしまう、それはそれで楽しいではないですか。

こんなふうに趣味を通して仲間をつくっていくことは、発達障害の若者たちの人生を豊かにしていくと思います。

「好き」を仕事にできないときは

社会に出れば、大人たちのなかには職場とは別に、趣味のサークルなど自分の興味のあるところに「所属」する人がいるでしょう。それが自分の興味関心があるところであるわけです。そういった場ではある意味でオタク的な深い話もできて、面白いでしょう。

しかし、子どもたちの場合、そういう人は見つけにくいのが現実です。中学生くらいになったら、少々割り切って生きる癖をつけるべきでしょう。

例えば、本当は鉄道が好きでたまらなくても、クラスで鉄道のことばかり話していると浮いてしまいます。ならば、授業が終わるまでは「普通の生徒」として過ごし、放課後、鉄道研究会の部室に行って鉄道が好きな仲間と盛り上がればいいのです。

こんなふうにTPO（Time：時間、Place：場所、Occasion：場合）をわきまえてふるまうことを学んでいきましょう。「今、（好きな）この話題を出すべきタイミングかどうか」「この場で趣味の話をしていいか」といったことを判断できるようになればいいのだと思います。

大人になれば、もっとそれが上手になります。

昼間の顔と夜の顔ではありませんが、昼間はそこそこに常識人として仕事をこなし、普通の人が好きそうな話題に合わせておきます。

企業という社会は学校と同じで、それ以上に過酷です。学校では授業中「45分間座っていなさい」といわれるのと同じように、始業時刻から終業時刻まで淡々と仕事をこなすのが務めです。

でもそれだけの毎日では、自分の知的な関心は渇いていってしまいます。だから、仕事が終わったら、もう1つの世界を持てばいい。つまり、「二重人格」的に生きていくのです。

本当はその好きなことが仕事にできればいうことはありませんが、なかなかそうもいきません。自閉症スペクトラム障害の人が、幸か不幸か組織人になった場合は、昼間は個を殺して、素知らぬ顔で生きていればいい。そして夜になったら、思う存分、自分の好きなことをすればいいのです。

自分だけの知的世界をつくる生き方

ここで少し私自身の話をさせてください。

私は中学2年のときから、親に内緒でラジオの深夜放送を聴いているような少年でした（この本では、さんざん生活習慣を整えること、睡眠の大切さを訴えていたくせに、自分の中学生時代は、考え得る限り最悪の生活習慣を送っていました）。

深夜放送のなかでも「タモリのオールナイトニッポン」が好きでした。まだ無名時代のタモリさんはブラックジョークばかりいう気味の悪い芸人、という印象でしたが、どんなに下品なことをいっても、どこか知性を感じられる人でした。後に昼間の番組に登場したときは、私のような昔からのファンは相当驚きましたが……。

タモリさんの魅力を語りはじめると字数が尽きますので、先を急ぎましょう。タモリさんほど、自分の興味関心が偏りつつも、独自の知的世界をつくっている大人はいないのではないでしょうか。

もちろん、タモリ＝森田一義という人が発達障害だといっているわけではありません。が、そのオタク的な知的関心は、深さ、広がりにおいて、目を見張るものがあります。

彼は普通の人が見逃すようなことも注意深く見ていて、それについて深く、広く知ろうとしています。そのためあらゆることに学識が深いですが、例えば鉄道なら、車両のことだけでなく、線路にも詳しい。歴史にも詳しい。地理にも詳しい。地形にも詳しい。NHKの人気番組「ブラタモリ」などでもその片鱗《へんりん》を見せています。

もしあれだけ独特の知的世界を持つ人が、芸能界に入らず、普通の組織人だったらどうでしょうか。

彼ほど頭のいい人間なら、どんな企業や組織に入ってもやっていけそうです。でも、例えば彼が福岡県庁に入ったとしましょう。お役所の前例主義は、タモリさんのようなユニークな人からすれば、息が詰まる思いでしょう。それでも、昼間は公務員として、退屈を顔に出さずに淡々と務めることでしょう。そして、夜になったら、昼間の単調な生活を脱するように、自由奔放に知的世界を追究していたはずです。

そうした、昼と夜との二重生活もあっていいのではないでしょうか（私としてはタモリさんが芸能界に入ってくれて、こころからよかったと思うのですが）。

不登校の期間はなるべく短くする

不登校の子どもが年々増加しています。

文部科学省によると、平成28年度の不登校（年間の欠席日数が30日以上）の児童生徒数が、調査を開始した10年度以降で過去最多になり、その総数は小学生で3万1151人、中学生で10万3247人となったことがわかりました。

その理由の多くは家庭にかかわる状況、友人関係、不安、無気力などにあるとされています。

もちろん不登校の理由としては、これ以外にも、甚だしいいじめや、教師の非常識な対応など、いろいろな事情で学校に行くのが嫌になることもあるでしょう。

私は、本人を取り巻く状況が厳しい場合は、不登校という選択もあると思っています。

しかし、そのうえで申し上げたいことは、小中高、なかでも中学と高校の6年間は、できるだけ不登校にさせないでほしい、少なくとも引きこもりにだけは、絶対にさせないでほしいということです。

中学生から高校生の、13～18歳という多感な時期は、人間関係が難しくなる時期です。

そして同時に、人間という危険動物とどう接していくかを、経験を通して学ぶ時期です。

思春期は、繊細で傷つきやすいことは確かですが、そのことは同時に、経験から多くのことを学べる時期であるともいえます。傷つきの体験はつらいことではありますが、その後の行動を修正するきっかけになります。生きていくうえで必須の警戒心を培い、危機察知力を上げていくためには、小さな傷つきは必要だとすらいえます。

人間社会は、危険動物がうようよしているジャングルのようなものです。そのジャングルで、数々のリスクを回避しながら、サバイバルしていこうとするなら、「この人は大丈夫」「この人は危険」ということを見極めていく必要があります。

大人になっていく過程で、人は嘘をつくことも、つかれることもあります。裏表がある人間もいれば、普段は穏やかなのに、突然キレる人もいます。そうかと思えば、最初は優しい言葉で近づいてきて、しばらくして気を許したところで突然出し抜くような人もいます。

人間とはこんなにも恐ろしい動物なのに、しかし、それでもまったくかかわらずに生きていくことはできません。

こういう危険動物たちのなかで生きていれば、衝突して小さな切り傷を負ったり、落とし穴に落ちて、怪我をすることもあるかもしれません。でも、小さく傷つくことを繰り返しながら、大怪我をしないように、生き抜く力を身につけていくのです。

中学生なら、乱暴な男子もいます。ウワサ好きの女子もいます。ツッパっている上級生や非行に走っている同級生、すぐに怒鳴りつける粗暴な体育教師もいるかもしれません。

そうなると、課題はポジショニングということになります。学校なら学校で、教室という8メートル四方の箱のなかで、どこに自分にとって安全な場所を見つけるかです。特に、休み時間や放課後のように、クラスメートがばらけるときが危険な時間帯です。相手は、縄張り本能、闘争本能に満ち溢れた、若い獣たちです。こういう状況のなかで、無益な戦いを避けつつ、安全なところに自分の居場所を発見しなければなりません。いわば、学校とは、毎日がサバイバル訓練の場なのです。

また、思春期という時期は異性を意識しはじめる時期でもあります。異性を気にするというのはまったくもって正常な反応です。男子は女子のウワサを、女子は男子のウワサをするために学校に行っている、といっても過言ではありません。

このウワサが実は重要で、この時期にウワサ話をすることで、異性に関する診断能力を上げています。

「A君は話し方は乱暴だけど、根はやさしい」とか、「Bさんはかわいいけど、すぐキレる」といったことを話しながら、男を見る目、女を見る目を養っているのです。

引きこもりにさせないための工夫

小学生から高校生くらいまでの時期は、こうして人間関係の対処法を学んでいく時期です。人間という危険動物とのつき合い方を、経験を通して学習していくのです。だから、この時期に対人関係の経験が少ないことは、この先の人生において不利になります。

大切なことは、小学生から高校生くらいの時期に引きこもりにさせないことです。引きこもりにさせないように働きかけることが、私たち医師の仕事といっても過言ではありません。

不登校＝引きこもりではありません。たとえ不登校であっても、親や家族以外の人間と接する時間を持つことが大切です。適応指導教室でもいい。フリースクールでもいい。習い事でもいい。塾でもいい。何でもいいから、家族以外の人間と関わる経験を続けることです。

子どもが学校に行かず家庭にいると、お父さまやお母さまは、子どもにどう接したらいいのか悩みます。そしてたいていは、優しく接するでしょう。でも、人は優しさだけでは成長しません。家族の愛情だけでは生きていくことができません。

子どもはいずれ巣立つ時が来ます。親はいずれ老いる時が来ます。その時になったら、子どもは自分の力で生きていかなければいけません。親たちのように無償の愛をもって接してくれる人は、もういません。こういうなかで、どうやって自力で生き残っていくのか、そのスキルを身につけることこそ、思春期の最大の課題です。

しかし、その子にとって大切なのは、「親や家族ではない人間とどうつき合っていくか」あるいは「どう距離をとるか」、つまり家族のような安心できない、油断ならない人々のなかにあって、多少の緊張感を持ちながら、生き抜いていく術《すべ》を学ぶことなのです。

その大事な時期に家に引きこもってしまえば、サバイバル技術を学ぶ機会を失います。この技術は、親も医者も教えることができません。実体験を通して、試行錯誤のなかで、体で覚えていくしかありません。この大切なときに、家にこもっていては、同世代の子どもたちと比べて、サバイバル経験に圧倒的な差がついてしまうのです。

引きこもりの期間は短くするべきです。「対人経験ゼロ」の期間を長くつくってはいけません。

不登校でも〝外〟に出ることが大切

まず、「学校には行かない！」と強く拒否しているのなら、学校に行かなくてもいいです。「行け！」「いや行かない！」の不毛の応酬を延々とおこなっても仕方ありません。そんなに学校がいやなら、行かなくてもいいです。不登校で死ぬことは絶対にありません。

ただ、外出する習慣は維持しなければいけません。ホモ・サピエンス本来の生活は、朝夕の時間帯に歩きまわることです。不登校中は、ヒトにとって自然な生活からかけ離れた、不活発かつ不健康な生活に陥りがちです。

不登校中の生活に秘めるメンタルヘルス・リスク要因は、3つあります。①生活習慣の乱れ、②運動不足、③乏しい対人交流です。

不登校の生徒については、私は、基本的に毎週通院させるようにしています。そうすれば、少なくとも週に1回は通院のために家を出る機会ができるでしょう。ただ、週1回の外出では足りません。

私は、次のようにいっています。

「毎日学校に行けとはいわない。でも、毎日、外出しなくてはいけない。不登校中でも、

○○中学（高校）の同級生と同じ生活リズムを維持すること。これまで、朝7時に起きて学校に行っていたというのなら、これからも、学校に行かなくてもいいから、7時起床、午後11時就寝のリズムを維持すること。

そして、朝、夕、最低2回はウォーキングする、ジョギングするとかして、体を動かすこと。運動不足になって体力が低下すると、メンタルはますます落ちる。もし、朝7時頃に起きてジョギングしていたら、同級生に見られていやだというのなら、いっそ1、2時間前倒しにすればいい。例えば、夜9時に寝て5時に起きて早朝走っていても、誰も不思議に思わないだろう」

教育や心理の専門家のなかには、「不登校の生徒は傷ついているのです。プレッシャーを与えてはいけない。自然と出たくなるまで待ちなさい」とご家族に説明する人もいるようですが、私はこういう意見には大反対です。

私は、医師であり、健康の専門家です。教育畑、心理畑の人は、医学の専門家でないから、不活発な生活が体の健康をいかにむしばむか、わかっていません。

10代の、本来はホモ・サピエンスとしてもっとも活発に過ごすべき時期に、終日自宅にこもって不活発な生活を送ることは、自然に反する行為です。睡眠リズムも乱れる。心身のリズムも乱れる。体力も落ちる。当然、うつにもなる。こういう不健康な生活を、医師の立場から推奨するわけにはいきません。

外に出る機会を失い、完全に引きこもってしまうと、たちまち10年、20年経ってしまいます。私は、以前、15歳から20年の引きこもりを経て、身体疾患で緊急入院したことをきっかけに、当科にも通院するようになった人を診ていたことがあります。35歳の彼がいうには、「20年はあっという間だった」とのこと。自宅で何もしないで過ごしていたら、15～35歳までの人生でもっとも充実させるべき20年すら、「あっという間」と感じられるのです。

学校以外の選択肢もある

「学校へ行け」と生徒たちに強くプレッシャーをかけるのはよくありません。しかし、適度なプレッシャーは必要です。

「学校に行かなくてもいいから、ともかく外に出ろ。家にこもるな」といえばいいのです。10年、20年と引きこもってしまったケースは、大人たちの働きかけが足りなかったのだと思います。

一方で、夏休み明けの9月は子どもの自殺が多いという残念なデータもあります。

そこでお子さん本人に伝えるべきは、学校へ行くか行かないかは、生死をかけるほどの重大な問題ではないということです。

学校に行くのが無理ならば目標を切り替えて、ほかの道を探せばいい。それが、フリースクール、適応指導教室、あるいは転校、休学、留年などです。高校生ぐらいの年齢なら、アルバイトをすることだっていいでしょう。

大人たちのすべきことは、無用の優しさで接することでもなければ、深刻にとらえすぎることでもありません。「ほかの道はいくらでもある」ことを示せばいいのです。

繰り返しになりますが、たかが不登校ぐらいで死ぬことは絶対にありません。ただ、家にずっとこもっているのは、あまりに退屈です。思春期の若者にとって、退屈は拷問です。ワクワクしていたい世代の人間が、六畳一間の自室に閉じ込もっていたのでは、不健康なこと極まりない。

だから、外に出ればいいのです。街を歩いてみれば、それだけで何かが変わります。何かを見つけて、それでまた歩みを続けることでしょう。

私のところに来る不登校の中学生や高校生は、そうやって新しい道を探して成長していきました。

確かに不登校の経験は、彼や彼女にとって挫折だったでしょう。でも長い人生のなかで見れば、通過点に過ぎません。自殺をしなければならないほどの一大事でもありません。若いうちは、やり直しは何度でもできます。私たち大人にできることは、「ほかの道はいくらでもある」ことを説得力をもって伝えて、背中を押してあげることではないでしょうか。

特別支援学級か通常学級か迷ったら

発達障害の疑いがあるとき、親よりも学校の教師が「病院に診てもらえ」と迫ってくることがあります。第1章でも薬を処方してくれと教師に頼まれ、断ったお話をしました。それ以外にも、小学校に上がる前の就学時健診や、中学校、高校に上がるタイミングなどで、「この子は特別支援学級で教育を受けさせたほうがいいのではないか」「普通校でなくて、特別支援学校のほうがいいのではないか」と教師が迷ったとき、その判断を医師にゆだねることがあります。

教育界だけではありませんが、今の時代、わからないときには医者の判断にゆだねようという傾向があります。

私たち医学・医療にかかわる者は、人を診断したり治療したりすることにおいては社会的な責任があり、多少の権限は持っているかもしれません。でも、教育の現場において豪腕を振るうのは私たちの本来の仕事ではありません。

精神科医としては、頼まれれば、型通りの心理検査をおこなうなどして、「この子にはこういう障害がある」「知的レベルはこのくらいである」といった、客観的なデータを出すことはあります。

その際、医学的な判断を、直ちに特別支援学級を受けさせるかどうかの判断材料に使ってくれるなということは申し上げています。医学的な判断は、参考の1つにしてほしいということです。

例えば、次のように診断書に記します。

「なお、現在、本児は特別支援教育の適否を巡る議論の渦中にあると伺っておりますが、上記診断と心理検査所見は、あくまで参考資料にとどめるべきであり、最終的には本人と両親の判断こそ尊重されるべきと考えます。」

医学的な判断だけを根拠に、特別支援学級がいい、通常の学級がいいということを判断すべきではありません。あくまでも本人の希望、ご両親の希望次第です。さらにいえば、その地域の特別支援教育にも、できることとできないことがあります。

そのためには、すり合わせの作業が必要です。そういう状況においては、リーダーシップを発揮するのは教育の現場の先生方です。医師ではありません。

特別支援学級のメリット

私は、本人の意向を無視して特別支援教育を受けさせることに反対です。でも、特別支援教育自体に反対するつもりはありません。特別支援学級という言葉は、かつては「特殊学級」といわれていました。それが2007年の学校教育法の改正に伴い、「特別支援学級」と名称が変わったのです。

かつての特殊学級には、まだ、教育技術上の洗練が不十分でした。はからずも差別的な処遇のようにみなされたこともあったのかもしれません。

ここで1冊の本について紹介させてください。

『ひとりぼっちの政一』という1971年に刊行された本です。著者は橋本ときおさんという石川県出身の児童文学作家で、小学校の教師や校長も務めたことのある方です。

この本を紹介できることは、個人的に本当にうれしいことです。

この本は1972年度、青少年読書感想文全国コンクールの小学校高学年向けの課題図書に選ばれました。私が小学校4年生のとき、ある人にプレゼントされてこの本を読みました。

舞台は、能登半島の突端の珠洲《すず》。そこに両親と離れて祖父母と暮らす政一という少年がいました。政一が小学校6年生になったとき、その年に特殊学級が新設されます。そして、政一は、突然、親しい友だちと離れ、下級生ばかり、全部で4、5人しかいないようなクラスに入れられ、戸惑いながらも1年間を過ごすのです。

特殊学級の子どもたちは、おしっこを漏らしたり、いきなり泣き叫んだり、どこかに行ってしまったりする子ばかりです。とても勉強などをできるような雰囲気ではありません。

政一は孤独感と疎外感、そして通常学級の生徒たちに対する引け目を感じながら、成長していきます。市内の小学校との合同競技会の際に、かけっこの速い政一は一番になりました。そうしたら、他校の女子たちに囲まれて、政一は照れながら、胸をどきどきさせたりします。そうかといえば、普通学級の子どもたちに、「あいつらはパアだ」とからかわれて悔しい思いをしたりもします。そんな政一の姿が、能登半島の風景や海の色、風のにおい、祭りや季節の風物詩などを織り交ぜながら、実にいきいきと描かれていました。すばらしい作品でした。

私はあまりに感銘を受けて、大人になってから、能登半島の珠洲市蛸島《たこじま》までわざわざ訪ねて行ったほどです。

ところが、です。

こんなにいい本だと思っていたのに、この本は課題図書になった直後から物議を醸すことになりました。「なぜ特殊学級の児童に関する本が課題図書に選ばれるのか」「差別を助長するだけではないか」といったような、今思えばまるで筋違いの批判です。私は小学生でしたが、朝日新聞の社会面にこの問題が大きく取り上げられていて、驚きました。自分が読んだ本が新聞で批判されていることの意味がよくわかりませんでした。

当時は昭和40年代の後半。一億総中流時代といわれていました。人と人を比べて差をつけることが、おしなべて悪とみなされた時代でした。とにかく、「みんな一緒」が最高の価値であり、「人と違う」ことは否定的にとらえられていました。教育内容に差をつけること自体、抵抗感が強かったわけです。

そしてその抵抗感は、著者本人も持っていたように思います。著者の橋本ときおさんは、本のなかで、政一を別のクラスに入れられてしまった可哀想な存在として描き、政一への憐《あわ》れみから本書を描いているようなところがありました。

それに対して、現在の「特別支援学級」は違います。当時とは比較にならないくらい、知的障害、発達障害に関する知識も増えました。それに応じて、知的障害児に対しても、発達障害児に対しても、教育技術をもって対応すれば、1人ひとりの個性を伸ばせることがわかってきました。

今日の特別支援教育は、決して差別というネガティブな側面ばかりではありません。むしろ、特別な教育方法をもって、個性を伸ばすことを目的としています。いってみれば、今の特別支援教育は、個別指導だということです。

なお、この本の話には後日談があります。

金沢の研究会で知り合った小児科医上野良樹先生が、かつて珠洲市の病院に勤めていたこと、さらには障害児の支援・教育にも長年にわたって尽力されていたと伺いました。それでその機会に、思い切って先生に『ひとりぼっちの政一』の話をしてみました。

すると、読書家の上野先生は、古本のネット販売を使って、本書を見つけ出してくださり、私にお贈りくださいました。

40年ぶりに再読してみました。精神科医として30年のキャリアがあり、その視点で読み返してみると、小学生の頃に読み込めなかった問題もわかってきました。

政一の家庭は、社会の底辺でうごめいている人たちでした。両親が離婚、母親は男をつくって失踪。誰も政一の養育に責任をとろうとしません。祖父母が何とかして育てているけれど、こちらもつつましい家庭です。政一は、満足に食事も与えられていない感じです。そんな寂しさのなかで、遠いところにいる母からの手紙を何度も読んでいる政一少年。今なら、「ネグレクト」ということで、児童相談所が介入してもおかしくないケースだと思います。その前に、福祉が入って、生活保護申請をしてあげてもよさそうだと感じました。

政一のクラスには、知的障害もいるだろうし、発達障害もいるでしょう。それ以上に、家庭での教育が不十分で、手を洗う、歯を磨く、風呂に入る、着替えるなどの基本的な生活習慣からしてできていない子どももいるようです。おそらく当時の特殊教育は、そういう子どもたちの微妙な違いをなおざりにして、「とりあえずはじめてみましょう」ということで、見込み発車でスタートしたようです。

すなわち、本書は黎明期《れいめい》の特別支援教育を描いた作品なのでした。だから、著者の橋本さんもややネガティブな書き方をしています。学級の担任の橋詰先生も、未経験なので何をどうしていいかわからず、戸惑いながら、生徒たちに対する愛情だけで、手探りで指導している感じです。

しかし、教育は愛情だけでできるものではありません。知識もいる。技術だって必要なのです。

自分に合った教育で伸びる子もいる

子どもたちは十人十色、教育のニーズは多種多様です。

クラス40人なら40人、それを1つの教室に詰め込んで、画一された教育をおこなうとするのが普通学級。でも、生徒のなかには、得意不得意が際立っている子もいます。能力にも大きな差がある子もいます。その子たちのために、1人ひとりのニーズに合わせた教育をおこなおうとするのが、特別支援教育です。

実際、私の患者さんのなかにも特別支援学級に入り、そちらでうまくいっているお子さんたちもいます。

ハンディを持った弱い立場にあるお子さんたちは、通常のクラスにいると埋もれてしまう、それどころか悪童たちの標的になってしまいかねません。

でも、特別支援教育という別の枠組みの温かくて保護的な環境のなかでなら、その子のニーズに合わせた教育ができます。少人数ですから先生の目も行き届くでしょう。

このような条件のなかで、ゆっくりゆっくり育てるということがあっていいと思います。このことを差別教育だとは私は思いません。

もっとも、小学校に入学したときからずっと一緒だった同級生たちと、我が子を離したくないという親もいます。特別支援学級を選ぶか、通常の学級にとどまるかは、本人とご両親が話し合って決める形がいいでしょう。

時に、かなり強引に特別支援学級への進級を勧めてくる教師もいます。その際の太鼓判として医師の診断書を求めてくる場合があることも事実です。それでも、どちらを選ぶかはあくまでも本人と家族の希望を優先すべきでしょう。

お父さま、お母さまのなかには、特別支援学級に入れたいけれど、一度そのレールに乗ってしまうと、もう後戻りできないと、将来を不安視している人もいるかもしれません。

でも、私の経験からも、「やり直しはきく」と申し上げておきます。

実際、発達障害の診断名が付されて、小学校から特別支援学級に入っていた少年が中学生になり、WISC（ウェクスラー式児童知能検査）という検査をおこなったところ、思いのほか知能が高い、ということがありました。なぜこの少年が特別支援学級にいるのだろうと疑問に思いました。

それで、お母さまに、「ご子息は知的な能力がかなりあるので、この能力を伸ばしてあげてください」といいました。すると、お母さまも目を輝かせて、その後、個別指導の塾に行かせるなどして、学校ではできなかった教育を補うようにしてくれました。

その結果、高校は普通科高校に行って、成績が伸びて、今は中堅私大に通っています。

衝動性がある、落ち着きがなく忘れ物が多い、空気が読めない行動をするからと、特別支援学級に入ることになったお子さんでも、特別支援学級で知的な能力を伸ばしてもらえる場合もあります。

しかし、そのなかには、知的能力が高すぎて、特別支援学級では知的な飢えを感じる子どももいるでしょう。

特別支援教育は個別指導ですから、ユニークな才能が伸びていく可能性はあります。でも、先生の多くは、もっとも重いハンディキャップを背負った生徒のほうに注意がいってしまいます。その学級のほかの生徒たちに対しては、ケアが不十分になってしまうこともあります。

一概にはいえませんが、私もいろいろなケースを見てきました。ポテンシャルはあるのに、せっかくの才能が埋もれてしまうなと思ったこともあります。

その都度、子どもたちの個性に応じた適切な指導をおこなうことは難しいでしょう。でも、1人ひとりのよさを見極めて教育・指導してくれる教師や医師との出会いも大切です。

発達障害も「発達」するということ

大切なことは、繰り返しをいとわないことにしましょう。

多動性障害というものは、子どもの病気です。ですから、大人になれば自然に目立たなくなっていきます。

小さいうちは飛んだり、跳ねたり、走ったりしたいものです。診察室の丸椅子に座っても、その途端にくるくる回りはじめる、それが子どもというものです。でもそんなことも小学校低学年くらいまで。小学校高学年になれば、少しずつ落ち着きはじめます。まして中学生、高校生になったら、体も大きくなりますから、多動ではいられなくなります。

ですから、多動性障害は、ビョーキだ、ビョーキだと心配しすぎる必要もなく、ただ子どもが成長するのを待てばいいのです。

成長したら成長したで、落ち着きのなさが残っていたり、うっかりぼんやりしているところはあるかもしれません。でも、子どものうちから薬を飲んで、強引に治療しなければならないような深刻なものではありません。

つまり、発達障害の子どもたちも、確実に「発達」するのです。

ただし、薬によって発達するわけではないことは、改めて強調しておきます。

自閉症スペクトラム障害にしても同じです。対人関係が苦手だったり、空気が読めなかったりすることはあるでしょう。

しかし、これまでお話ししてきたように、人生経験を積み重ねることで弱点を補える可能性は十分にあります。

ただし、それは一朝一夕に身につくものではありません。自分という個性と生涯にわたってつき合い、他者とつき合っていくことの困難さを肌で感じながら、少しずつ身につけていくものです。

人生の主役は患者さん自身です。

では、精神科医とは、何をするのか。少なくとも私の場合、外来に来る患者さんに対して「治療を施す」ことをしてはいない気がします。

むしろ、話し合いをおこなって、「こうしてみたら」というアドバイスのようなことを伝えます。そのアドバイスは、精神医学の知識や経験に基づいたものではありますが、それ以上に治療を押し付けることはしません。

私たち精神科医はあくまでも脇役です。精神科医が自ら進んで病気を「治療する」のではありません。むしろ、患者さんが自分自身の人生を生きていこうとするとき、その背中を押し、小さな助言をすることを通して患者さん自身が「治っていく」のをお手伝いしているに過ぎないのです。

第5章

なぜ、発達障害の子どもが増えたのか？

原因は子どもか、それとも…

アスペルガー症候群は「古くて新しい」精神疾患

この本を手に取ってくださっている方なら、多動性障害（注意欠如多動性障害。ＡＤＨＤ）、アスペルガー症候群、自閉症スペクトラム障害といった概念はご存じのことでしょう。これらは、今世紀に入ってから急にメディアに登場するようになりました。

実は、発達障害はここ最近にはじまったものではなく、20世紀からあったものです。当時はどちらかといえば、知的障害の一類型のような位置づけでした。ですから、知的障害を診てきた児童精神科医たちにとっては、よく知っている概念だったのですが、普通の精神科医は、あまり知りませんでした。

例えば、アスペルガー症候群です。

もともと１９４４年にハンス・アスペルガーによって論文として発表されていたものを、１９８１年になってイギリスの精神科医であるローナ・ウィングが取り上げたことで広く知られるようになりました。彼女によってはじめて、「アスペルガー症候群」という用語が使われたのです。

そこから徐々にアスペルガー症候群というものが世界に広がり、1990年代後半くらいから日本にも伝わりました。そして、2000年以降、メディアにも取り上げられるようになり、広く知られることとなりました。

幸か不幸か、日本の精神医学に発達障害という概念が広がったために、それまでは「ちょっと変わっている」といわれていた人に対して、診断名がつけられるようになってしまいました。

昭和生まれの父親母親世代の方なら、思い浮かべることができるはずです。小学生や中学生の頃、クラスに1人や2人、ちょっと変わった子、ユニークな子がいたはずです。というよりも、読者の皆さま自身がそうだったかもしれません。

私の医師仲間には、かなり個性的な人もいて、まあ、私も人のことをいえた義理ではありません。そんな私たちがよく冗談めかして話しているのは、「『発達障害』なんてのがない時代に学校を通り過ぎておいてよかったよな。俺たち、今じゃ、絶対『発達障害』って診断されてるぜ」というようなことです。

そもそも医師たちのなかでも、精神科ぐらい変わり者が集まる診療科はありません。精神科医のなかには、空気が読めないとか、場にそぐわない発言をしてまわりをドン引きさせる人は、ウヨウヨいます。いつもせかせか落ち着かないとか、うっかり、ぼんやりの不注意ミスの多い人もいます。そんな人たちが子どもたちを診察して、「発達障害」と診断しているのを見るにつけ、『「発達障害」はおまえだろう』と内心思う場合も少なくありません。

ともあれ、今「発達障害」と診断されている子どもたちのほとんどは、昭和の昔なら「発達障害」とは診断されていなかったでしょう。その概念がなかったからです。そもそもその子たちの行動も、「変わっている」と思われたかもしれませんが、「ビョーキだ」とは思われなかったはずです。

ところが、発達障害という概念が広まってから、そういった「ちょっと変わった子」たちは、少し問題を起こしただけで小児科医や精神科医によって病気扱いされるようになってしまいました。もともとは個性的ではあっても、病気ではなかったはずの子どもたちが、です。

発達障害の専門家と称する精神科医、あるいは小児科医がいなければ、病人にはなっていなかったわけです。

発達障害という概念が広まってしまった今、個性的な子どもたちは、もっとも迷惑を被っているといえるかもしれません。「ユニークな子」として寛容に受け入れてはもらえない時代になってしまったようです。

ただ、子どもたちに診断を下す医師たちが忘れてはならないことは、病名がつこうがつくまいが、その子たちが今、学校で、日常生活で、何らかの問題に困っているということです。大切なことは診断を下すことではなく、困っている問題に一緒に取り組む姿勢を示していくことです。

もちろん、ご家族も一緒に取り組んでほしいと思います。

「病人」が増えたのではなく「診断件数」が増えた？

私は思春期精神医学を専門の1つにしています。埼玉県内では思春期を診る小児科医・精神科医が少ないため、勤務している獨協医科大学埼玉医療センターには、埼玉県内各地からお子さんがいらっしゃいます。それに南北に走る東武スカイツリーラインと、東西に走るJR武蔵野線との交点に位置するので、県外からも多数の患者さんが訪れます。その数は年々増えています。そのなかにはもちろん、発達障害を疑うお子さんもたくさんいます。

ほかの病院よりも発達障害のお子さんが来院してくる点を割り引いて考えなければなりません。しかし、それにしても発達障害は増えました。前医ですでにそう診断されている人もいれば、自分で「発達障害ではないか」と疑ってくる人もいます。かつてなら、発達障害を疑って受診してくる患者さんはそれほど多くはありませんでした。

では、発達障害は「増えている」のでしょうか。

私は、正確には「増えている」のではないと思っています。そう診断される〝機会〟が増えたのだと思います。

江戸時代には発達障害の子どもはいませんでした。明治時代、大正時代もいませんでした。それどころか、昭和の時代もほとんどいませんでした。

なぜなら先述したように、注意欠如多動性障害や自閉症スペクトラム障害などに代表されるような、発達障害という概念がなかったからです。

発達障害が最近になって増えたのは、診断件数が増えたからに過ぎません。発達障害の概念を知って、「では、その可能性を疑って診察してみるか」と思う医師たちが増えてきたからです。特に2000年以降、この傾向は強まりました。それは、発達障害の概念が一般の小児科医・精神科医たちのあいだにも普及したからに過ぎません。

診断件数が増えているのは、精神科医たちの世代交代も大きいと思います。発達障害概念に精通している世代が、今や精神科医の中核をなすようになりました。

例えば現在60歳以上の大ベテランの精神科医ならば、おそらく一度も自分で「発達障害」と診断したことがない人も多いことでしょう。

「発達障害」と診断するのは、専門家に直接指導してもらった経験を持つごく少数の人だけでしょう。「発達障害」の診断は、指導医と一緒に同じ患者を診察して、その際に「この患者のこの特徴が、発達障害のこの症状に該当する」ということを教えられて、はじめて自分でも診断できるようになるものです。つまり、「発達障害」と診断したことがある人を指導者として持つことがない限り、自分で「発達障害」と診断できるようにはならないものです。

でも、発達障害の診断が得意な医師が増えたことは、いいことばかりではありません。発達障害と診断すれば子どもがよくなる、というわけではないからです。診断名をつけたら直ちに、治療法や援助法がわかるわけではありません。

すぐに診断名をつけることが重要なのではなく、診断することのメリットとデメリットを勘案することこそ、重要だと私は思います。

「発達障害じゃないか調べてください」

昔からクラスにいた「ちょっと変わった子」「落ち着きのない子」が、簡単に「発達障害」と診断されてしまう。それが、現代という時代の現状です。

〝発達障害の認知度がアップした〟といえますが、その結果、「我が子が発達障害ではないか」あるいは「自分は発達障害ではないのか」と疑う人が増えたことも事実です。

特に思春期以降になると「自分は〇〇障害ではないか」といって、強い意志を持って自ら受診してくる患者さんが少なくありません。

そんなとき私は、「あなたが（あるいはご家族が）ご希望ならば、一応、型通りの検査をしましょう」といいます。

心理検査をおこなえば、発達障害でないかどうかは、ある程度わかります。

しかし、それがわかったからどうだというのでしょうか。

大切なのは病名ではなくて、これから先、どう生きていくかです。「ナントカ障害」「ナントカ症候群」と診断をすること自体には、たいしてメリットなんかありません。

精神科医がおこなう診断は、肝臓や心臓、胃袋などの病気と違って、客観的なデータがありません。ですから、病気かどうかは、相対的に診断するしかないのです。

絶対的な基準がないなかで、病気と診断されることがその人のメリットになるでしょうか。間違ってもお子さん本人が「自分は病気だ」などと卑下してとらえてほしくないと思います。

もちろん、これから先、お子さんの人生には困難が待ち受けているでしょう。困ったこと、戸惑うこと、落ち込むこともあるでしょう。しかし、そうやって苦労しながら、自分なりに生きていく方法を探していかなければなりません。

困ったときはどうすればいいのか、こういうときはどうふるまえばいいのか、そういった生きる知恵を私たち大人が授けてあげることは、病気を診断するよりもずっと大切です。

アメリカで双極性障害が急増した理由

子どもに薬を飲ませることについては、「日本はひどい！」とお思いでしょう。でも、海外はもっとひどいのです。

最悪なのはアメリカです。アメリカでは「発達障害ブーム」はすでに終わっていて、ブームは双極性障害（躁《そう》状態とうつ状態を繰り返す、いわゆる躁うつ病）に移りました。強引な薬物療法がおこなわれている点は日本と似ていますが、それは「発達障害ゆえに」ではなく、「双極性障害ゆえに」です。後者のほうが、前者以上に、強引な薬物療法の口実になり得ます。だから危険なのです。

この点は、海外で活躍中の日本人医師からの情報で、私たちも知るところとなりました。山梨医科大学から現在メイヨー・クリニックに留学中の篠崎元さんという精神科医が、アメリカの精神医学の状況を報告してくれています（*2）。

ひと言でいえば、双極性障害の過剰診断、それに伴う抗精神病薬と気分安定薬の薬漬けです。これがわずか3歳の幼児ぐらいからおこなわれているというのです。

「Mayo Clinic は、難治症例が集まる病院であったが、小児思春期病棟で担当した患者の多くは、既往歴に双極性障害が記載され、多くは気分安定薬や抗精神病薬を処方されていたが、その症状はむしろその他の診断名のほうが適当と思われる場合がほとんどであった。精神科救急を担当していた時も、希死念慮を訴えたり、自殺企図でリストカットや大量服薬でERに運び込まれる患者を数多く担当したが、その中にも境界性人格障害の診断は当然として、双極性障害との診断もされているケースを頻繁に経験した。そうした患者のほとんどは、抗うつ薬、抗不安薬、抗精神病薬に加えて気分安定薬を処方されていた。」

それは、篠崎さんの主観的な印象だけではありません。数値上も不自然な増加となって裏付けられています。例えば、アメリカの精神科医モレノらの全米外来統計データによれば、児童思春期双極性障害での受診が1994年当時からわずか8年で40倍になったといいます（＊3）。また、全米の入院治療後の退院記録を調べた研究でも、双極性障害による小児の入院が1996年から2004年の期間に4倍に増えたとされています。

精神科医が起こした「ビーダーマン事件」

日本においても、インターネットによって、海外の状況はある程度わかります。

アメリカの児童思春期精神医学の混乱の背景に、1人の児童精神科医の存在があります。ハーバード大学教授のジョセフ・ビーダーマンです。

ビーダーマンは、1990年代前半から、小児双極性障害の存在を強硬に主張してきました。1995年に、自分の外来に来る子どもたちの6人に1人は双極性障害の可能性があり、注意欠如多動性障害より頻度は高いとする論文を発表しました。

ビーダーマンは、当時すでに注意欠如多動性障害に関して、製薬会社から多額の助成金を獲得して研究を続けていましたが、この頃から対象を双極性障害に移すこととなりました。

ビーダーマンが一般の人のあいだでもよく知られるようになったのは、1つの事件がきっかけでした。これは、製薬会社と精神科医とのあいだで発生した、それ自体よくある研究費の過少申告をめぐる事件です。

2008年6月の「ニューヨーク・タイムズ」(「研究者たち、製薬会社からの資金を過少申告」"Researchers Fail to Reveal Full Drug Pay")によれば、２００８年に連邦議会の調査が入って、ビーダーマンが２０００～２００７年にかけて、製薬会社から１６０万ドルのコンサルタント料を受け取っていながら、大学当局に過少申告していたといいます。

ビーダーマンと製薬会社との関係については、資金の流れが暴露される前からすでに問題視されていました。それは、彼が小児に対しては保険適用未承認の抗精神病薬を積極的に使うようにと、学界を通して強く主張していたからです。

先のモレノの報告のように、１９９４～２００３年にかけて、アメリカにおいて、児童双極性障害の患者が40倍に増加したとされます。これではまるで疫病です。でも、実際は児童双極性障害が増えたわけではなく、診断概念が不自然に拡大したからに過ぎません。ビーダーマン自身が感情のアップダウンを呈する少年、少女を次から次へと双極性障害と診断し、かつそのような方法を同僚たちを通じてアメリカ全土に喧伝《けんでん》したのです。その結果、児童に対する抗精神病薬の投与が劇的に増加しました。

双極性障害は、本来は成人の精神障害です。でも、ビーダーマンは、子どもの双極性障害は、生まれてすぐ「目をあけた瞬間から」はじまるとすら主張したといいます（「ボストン・グローブ」紙）。

しかし、あるとき4歳女児の過量服薬による死亡事故が発生しました。この女児を双極性障害と注意欠如多動性障害と診断していた主治医がビーダーマンのグループの治療方針に強く影響を受けていることが判明し、同グループの主張が世論の反発を招くこととなりました。

ビーダーマンの実質的な悪影響は、いうまでもなく、双極性障害の過剰診断と向精神薬の過剰処方です。彼の暴走にブレーキをかけるためには、研究資金の流れをつかむ以外になかったのです。

ビーダーマンは製薬会社15社から研究助成金を受け取っていました。そのなかには、抗精神病薬を扱っている企業も含まれていました。彼の子どもに対するアグレッシブな薬物療法と、製薬会社の利潤追求の目的とは、完全に一致していたのでした。

今後、児童に対する向精神薬投与の問題は、長期的、短期的の両視点から再検討されることになるでしょう。

なお、アメリカにおける小児への向精神薬の投与については、CNNが討論番組を組んでいます。私どもYouTubeで見ることができます。"Are Psychiatric Drugs Being Pushed on Kids?" と入力してみてください。

大人のADHDは、実はそれほど増えていない!?

こういった悲劇がアメリカで起きていたことは、私たち日本の精神科医はわかっていました。

製薬会社の販売促進活動は、法的な許容範囲内であれば、非難すべきことではありません。でも、精神科医たちが、ビーダーマン教授のように御用学者になって、製薬会社と一緒に踊ってしまうようなことがあってはなりません。

何よりも、被害を受けるのは患者さんたちです。

そんなわけで、日本の精神科医たちはある程度警戒心を持っていましたから、日本で子どもの双極性障害が爆発的に増えるということはありませんでした。

最近になって、急に「大人のＡＤＨＤ」など、大人の発達障害が喧伝されるようになりました。子どもの発達障害のマーケットが予想外に小さいことがわかったため、新たな市場へと進出しようという動きが、ここにはあります。

「その症状は大人の発達障害ではないでしょうか」

「もしかして、それは大人のＡＤＨＤかもしれません」

とそれとなくほのめかせば、当然「そうかもしれない」と思う人が増えて、受診者は増加します。

「うつはこころの風邪です」といったうつ病啓発キャンペーンがおこなわれ、その結果、うつ病の患者さんが増えました。この経験は、製薬会社にとって販売促進活動の成功体験の1つとなり、同じ方法を次々に新しい疾患に対しておこなおうとしています。「大人のＡＤＨＤ」もその1つといえます。

今のところ、思ったより大人に対するＡＤＨＤ診断は増えていないようです。この点は、日本の精神科医たちの賢明な自重にあるといっていいでしょう。

本書で何度もいっているように、発達障害は成長とともに穏やかになっていくものです。これから先、大人のＡＤＨＤブームが起こらないとは限りません。さきほどの篠崎さんは、「日本において同じ過ちを繰り返さないために、われわれ専門医に何ができるか知恵を絞る必要がある」と述べています。アメリカの惨状は、もって他山の石としなければなりません。

精神科医によって診断は変わる？

普通の病気なら診察をして、あるいは採血・採尿、レントゲンなどの、医学的な検査をおこなって、その結果で診断を決定するはずです。

ただ精神科の場合は、診断の決め手になる検査データがあるわけではありません。面接をして、本人やご家族から情報を聴取して、不確かながらも、とりあえず暫定的に診断するのが、精神科の診断というものです。

ですから、診断をすべき立場にある私ども精神科医としては、その診断が間違う場合があることを、いつも想定しています。診断にある程度自信がある場合も、その診断名を本人に付すことに、その人のこころの健康に資するものがあるかどうかを考えます。あえて、診断名を伝えないという選択肢をとる場合もあるのです。

発達障害を疑うお子さんの場合も、診察して、診断して、その診断名を伝えることで、そのお子さんにどんな運命が待ち受けているのか、考えてしまいます。その後のお子さんの長い人生を考えたとき、一番大切なことは「どう生きていくか」ということです。その目的のために、診断名を伝えることに意味があるのなら、伝えればいい。そうでなければ、あえて診断名を伝えることはしません。

人生は、偶然の出会いの連続であり、その偶然が人生の航路に大きな影響を与えます。勉強ができなかった生徒が、すばらしい教師に出会って、勉強のスキルを指導されて、劇的に成績を伸ばしていくことがあります。その地域でナンバーワンの不良少年が、すばらしい教師に出会って、ラグビーとか柔道とかで、見事に立ち直るというストーリーは、青春ドラマの定番といえるでしょう。

2018年シーズンから復帰したプロ野球ヤクルトスワローズの小川淳司監督は、お父さまが犯罪者を更生させる保護司でした。お父さまは「犯罪者は出会いの失敗者である」と語っていて、その教えから、「指導者としての自分は、選手にとって出会いの失敗になってはいけない」と思いつつ選手に接しているようです。

私自身も大した医師ではありません。最低限の目標は小川監督と同じで、患者さんにとっての「出会いの失敗」にならないことです。「この医者に出会って、自分の人生はとんでもないことになってしまった」とあとから思われることのないよう、患者さんにとって少しでもいい出会いになり得るような医師でありたいと思っています。

実際には、精神科の場合、どんな医師に出会うかによって、その患者さんの人生が変わってしまうことはあります。

「医師との出会いが運で決まる」とはどういうことだという非難の声も聞こえてきそうです。でも、医師にはさまざまな考え方の人がいます。薬を積極的に使う人もいる。そうでない人もいる。人それぞれです。精神科医療などは、まさにその傾向が強い。医師との出会いもまた偶然。それが、その後の人生にどういう影響をもたらすのか、そのことの重みを感じながら、医師として身を処したいと私は思っています。

精神科にもセカンドオピニオンが必要

もし、あなたやあなたのお子さんが今かかっている治療に疑問を感じたら、別の医師の意見を聞いてみるといいでしょう。

ほかの医師の意見を聞くことを「セカンドオピニオン」といいます。

セカンドオピニオン外来とは、ほかの医療機関に通院していたり、入院していたりする患者さんを対象にして、エキスパートが意見を提供するものです。

基本的には保険外診療になります。また、もとの病院からの転院を前提におこなっているものではありません。

セカンドオピニオン外来は、精神科ではまだそれほど定着していません。しかし、セカンドオピニオン外来で別の医師の意見を聞く文化は、精神科のなかにも定着させるべきだと思っています。


大学病院など、ある程度大きな病院では、「セカンドオピニオン外来」が開設されています。私の勤務している「こころの診療科」にも、「セカンドオピニオン外来」があります。２０１４年12月から毎週１回開設しています。

現在までにのべ57人の患者さんが受診していますが、人数としては多いほうだと思います。希望者は、主治医の紹介状（診療情報提供書）や、必要に応じて検査結果なども持参してもらいます。

セカンドオピニオン外来の目的は、主治医の批判ではありません。むしろ、現主治医の継続治療を前提として、主治医とは異なる視点から病歴を検討し、今後の治療に資する追加案ないし代替案を提案することが目的です。

したがって、私の場合は、毎回、セカンドオピニオン外来後に、かなり詳細な紹介元宛返書を作成するとともに、そのコピーを一部、患者本人に渡します。すなわち、紹介元に対して本人に提供したセカンドオピニオンを伝えるとともに、本人に対しては口頭で伝えたセカンドオピニオン内容を覚書として残すことにしているのです。

セカンドオピニオン外来を受診をする患者さんの疾病は、発達障害のほか、うつ病、双極性障害、パニック障害、統合失調症、パーソナリティー障害など多岐にわたっています。受診する患者さんの多くは、主治医の診断や治療に疑問を抱いています。なかには私から見ても、明らかに薬の処方が多すぎると思われるケースもあります。患者さんにはそのメリット・デメリットを説明し、代替案を提案するようにしています。

また、本書でも繰り返しお話ししてきたように、意見書のなかに、薬物療法だけでなく、生活リズムを整え、質のいい睡眠をとる方法を提案することもよくあります。

例えば注意欠如多動性障害の中学生や高校生なら、本人とご家族に「今、何も部活をやっていないようだけれども、落ち着きのなさは活発さでもあるから、何か運動をしたり、楽器の演奏をしたり、体を動かせることをしてあげたほうがいいですよ。何かが上達したら、それは本人の自信にもつながります」というようなアドバイスをすることもあります。こんなふうにして、どんな指導をしたのかを、主治医にもすべて書面で伝えるわけです。

精神科の治療に絶対はありませんし、何が正しいのか、何が間違っているのかの基準もありません。だからこそ、今の主治医と違う意見を聞けることは、患者さんにとっても大切なことなのです。

医療機関を替えたい、今の医師の診療方針に不満だといっても、すぐに転院して、その転院先の病院でいい治療を受けられる保証はありません。まずは第三者の意見を聞くためにも、セカンドオピニオン外来を積極的に利用してみてはどうでしょうか。

人生はトライ&エラーの繰り返し

アメリカの経営学者であるピーター・ドラッカーは数々の名言を残していることで知られていますが、そのなかに、

「最初の仕事はくじ引きである。最初から適した仕事につく確率は高くない」

というものがあります。

一方で、キリスト教カトリック修道女で、ノートルダム清心学園理事長であった渡辺和子氏が著した著書は、『置かれた場所で咲きなさい』と題されていました。

発達障害のお子さんが自分らしく幸せに生きていくためにどうすればいいのでしょうか。

誰しも人生の選択を間違えたくはありません。その一方で、ドラッカーのいうように、最初から自分に適した仕事につけるとは限りません。

だからといって、「置かれた場所で咲く」というのは、私はチャレンジ精神がなさすぎる気がします。若いうちは植え替えられること、新しい環境に置かれることを目指すことも必要だと思います。

「置かれた場所で咲く」のは、シスターのような特殊なお立場の人の発言としては、傾聴に値しますが、すべての人がその通りにすべきだとは私は思いません。若いうちは迷ったり、悩んだりするものですし、そうすることを通して、自分の道を見つけていくものだと思います。可能性の実験こそが、若者の特権だと私は思います。

発達障害のお子さんは、適応能力が高いとはいえませんから、なかなか自分に合う場所が見つけられないかもしれません。ほかの人よりも失敗が多いかもしれません。迷いも悩みもつきものでしょう。

でも、あきらめることなく、自分の生きる場所を求めて、人生の旅を続けてほしいと思います。

この世は順風満帆な人だけでできているわけではありません。それどころか、ほとんどの人は、失敗や挫折を繰り返し、試行錯誤を繰り返しながら生きているはずです。だから、敗者復活戦があり得るような社会であってほしいとつくづく思います。

ドイツの作家であるトーマス・マンの小説『トニオ・クレエゲル』の一節に、私の好きな言葉があるので紹介させてください。

「ある種の人々はどうしたって迷路に踏み込んでしまう。それは、彼らにとってそもそも正道というものがないからである。」

というものです。「ある種の人々」の一部は、まさに発達障害の人のことです。この言葉の通りです。

道に迷うなかで、いろいろな経験をし、いろいろな人に出会い、その偶然のなかで、運命が展開していくところに人生の面白さがあるのです。そもそも正しい道がはじめから用意されているわけではありません。

発達障害のお子さんたちは、人生の前半は波乱含みなものとなるでしょう。でも、その波乱のなかで将来につながるものを見つけて、迷いのなかで経験値を蓄積して、本人なりにそこから何かを学んでいけばいいのです。

オプティマル・アウトカム（至適予後）という考え方

発達障害の人も確実に「発達」します。それは、本書で何度か強調した通りです。児童精神医学の専門家のあいだでも、この「発達障害の発達」を象徴する言葉として、「オプティマル・アウトカム」（optimal outcome）という専門用語があります。この言葉こそ、「発達障害だって発達する」という逆説を秘めた用語といえます。

「オプティマル」とは、「最善の」とか「最適の」といったニュアンスです。コンピュータのプログラミングに「最適化」という言葉がありますが、これはオプティマイズ（optimize）という動詞ですから、その形容詞形が「オプティマル」だと考えればいいでしょう。日本語では「至適」という訳語が与えられる場合が多いので、ここでは、一応「至適予後」と訳しておきましょう。

この現象は、特に自閉症スペクトラム障害においてよく研究されています。「成長すれば自閉症っぽくなくなる現象」と大雑把に理解してください。

そもそも、自閉症の子どもたちのなかから、少なからぬ割合で、成長とともにもはや自閉症の診断基準を満たさなくなる人がいることは、1970年代から気づかれていました。この現象については、議論がありました。もともとは、自閉症は発達障害であり、「発達障害」という概念のなかに、「治らない」「発達しない」というニュアンスがあったからです。「三つ子のたましい百まで」であって、子ども時代に自閉症であった人は、生涯自閉症であり続けるとされていました。

だから、成長すれば自閉症っぽくなくなるケースについては、当初の診断に間違いがあったのではないかといわれたこともあります。ラターは、成人に達すると正常に機能する人がいることに気づいていましたが、その頻度はたかだか1・5%と推測していました(*4)。

ところが、その30年後の調査(*5)では、17%は自閉症診断を失うとされています。このような至適予後がもたらされるケースとしては、高機能自閉症、アスペルガー症候群、運動巧緻性の高い群、などがあげられていました。

どのぐらいの割合で至適予後が得られるかについては、3~25%とかなりの幅があります(*6)。いずれにしてもその割合は、半世紀前にラターたちが推定した割合を上回っています。

ただ、至適予後とは正確には何を意味するかにも議論があります。「知的に高くて、普通学級にも入れるレベルだから至適予後、とはいえないだろう。やはり、自閉症の症状が消失していなければならない」といった意見も出されていました。

至適予後については、現在も議論が進行中です。英語が得意な方は、ぜひとも、インターネットで"optimal outcome, autism spectrum disorder"と入力してみてください。

しかし、これまでの学界での議論のなかからも、以下のようなコンセンサスはできつつあります。

①成長とともに自閉症スペクトラム障害の診断を満たさなくなる人がいる。これは初期診断の誤謬《ごびゅう》とばかりはいえない。
②知的機能が高く、初期症状が軽かったケースに多い。
③言葉、注意力、情緒的機能などに、依然として困難性は残る。

総じていえば、③に示される通り、人の思惑を察することが苦手で、状況を読み取ることが上手ではないといった自閉症スペクトラム障害の弱点は、完全になくなるわけではありません。想定外の出来事が発生すれば、子ども時代同様に、うろたえ、たじろぐことでしょう。でも、そういった内心の動揺を表に出して取り乱すことは減り、表面的に取り繕うことはできるようになっていくのです。

オプティマル・アウトカムをめぐる知見はこれからも蓄積されていくでしょう。今後、この議論を通じて、自閉症スペクトラム障害を含む発達障害についての見方は楽観的なものに変わっていくはずです。

発達障害という診断を、「将来をあきらめよ」との宣告として受け止める必要はありません。お父さま、お母さまとしては、この診断を受けたことをきっかけに、お子さんの個性をよく見てほしいと思います。

発達障害の診断をもって、「この子は、これからも重い障害を背負って生きていくのか！」などと嘆く必要はありません。ご家族としては、ユニークなお子さんについて、これまでと変わらない大きな夢を抱いていただきたいと思います。

医者の役割は患者さんを幸せにすること

精神科医の役割は、本来、患者さんを幸せにすることです。こころの健康とは何か。幸福であること以上にこころが健康な状態などあり得ません。だから、精神科医の目指すべきは、患者さん1人ひとりの幸福なのです。

でも、今どき、精神科医が幸福について語ると、ジョークとみなされるでしょう。幸福について考えないことは、精神科医という不幸な職業の特徴です。いつの時代にあっても精神科医たちは方向を間違えて、後年、歴史という法廷で厳しい批判を受けることを繰り返しています。こういう精神科医の誤謬は、そのほとんどが患者さんの幸福についてまともに考えていないところからきているといえるでしょう。

幸福を論じる精神科医というものが滑稽《こっけい》な存在であることは確かです。でも、幸福を一切論じようとしない精神科医というものも、そら恐ろしい気がします。温かい血の通わない、精神なき専門人が自分の主治医だとすれば、患者さんは誰しも怖気《おじけ》づいてしまうでしょう。

精神科医たちはなぜ患者の幸福について考えないのか。それはもしかすると、人の幸福に思いをはせる気力を失うほどに、精神科医自身が不幸なのかもしれません。幸福を語ることが何か不遜なことであるかのように感じられるほどに、今の世の中は不幸に満ち、精神科医たちもその不幸に飲み込まれているのかもしれません。

発達障害の人たちに申し上げたいことは、「徹頭徹尾、自分の幸福のために生きよ」ということです。

わざわざ「私は注意欠如多動性障害です」とか、「自閉症スペクトラム障害です」などとカミングアウトなんかしなくていい。そんなことをいえば、目立ってしまうだけです。素知らぬ顔をして、ひそかに「私は元気がいいんです」「僕は凝り性でオタクなんです」と思っていれば、それで十分です。

ただし、忘れてはならないことがあります。世間というものの本質を知ってほしいということです。

世間は、人を強引に平準化しようとする力を持っています。世の中は、決して満たされてはいない多数の人々によって構成されています。そこに、「自分の幸福のために生きる」人がいれば、多数派の激しい反発を引き起こします。彼らは幸福な人を見れば、自分たちと同じ不幸なレベルに強引に引き下げようとします。

無名の他人ばかりでつくられた巨大な機構のなかにあって、発達障害の1人ひとりは、それぞれが弱く、小さな存在に過ぎません。圧倒的多数とたった1人の自分という、ひどく不均衡な関係のなかに置かれています。衆人環視の状況下で、自分の一挙手一投足がチェックされるような感じです。世間というものは、とかく恐ろしいもの。まともに戦って勝てる相手ではありません。

そうなるとどうすればいいのか。

目立たないことです。それが一番です。まずは無名の他者たちのなかにひっそり紛れ込んで、素知らぬ顔をしていることです。「私だって皆さんと同じです」、そういうふりをすればいいのです。そうすれば彼らは安心して、あなたに注目を向けることはなくなるでしょう。

彼らは、「普通と違う発言」「普通と違う行動」に敏感です。彼らだって、本当のところは、1人ひとりではひ弱な存在に過ぎません。だからこそ、自分と違う存在に対して、必要以上に脅威を感じてしまうのでしょう。

そういう小心な彼ら、彼女らが、有象無象の集団をつくり上げてくれば、突然、豹変して、多数派として力を奮いはじめます。ニーチェはかつて、そんな横暴をふるう多数派を、「そういう人たちが外部に向かっては、すなわち自分らと異なるもの・異郷に接する段になると、放たれた猛獣とさして選ぶところないものとなる」(『道徳の系譜』)と評しました。

発達障害の人たちは、ここで「自分らと異なるもの・異郷」とみなされる可能性が高い。

だから、猛獣と化す可能性のある彼らを挑発しないことです。彼らの獰猛《どうもう》な加虐欲求を刺激しないことです。そのためにも、「この人たちに自分のことを知ってもらおう」などとは思わないことです。彼らは発達障害について理解する感性を持っていません。異質な価値観、異質な世界観を許容するほどの寛容さも持ち合わせていません。

発達障害の人たちにあっては、わかってもらおうという願望を、当面は、封印してほしいと思います。そして、わかってもらえない寂しさに耐える力を鍛えてほしいと思います。理解されない孤独は、まだ年若い多くの人たちにとっては、恐怖を感じさせることかもしれません。しかし、その孤独のなかにこそ、自分の個性が秘められています。自分のなかにある誰にもわかってもらえない部分こそが、その人の個性を形づくっています。そういう核心のなかの核心を、大切にこころのなかにとどめてください。そして、それを長い年月をかけて育てていってほしいと思います。

自分を殺して多数派に迎合するべきか、苦しみを抱えつつ少数派として生きるか。発達障害の人にとっては、この二者択一に苦しむ人生になるでしょう。しかし、ここに第三の道があります。自分と同じタイプの少数派が生息する、特異な環境を探すという道です。これは、今日、明日といった短期間では無理です。でも、中長期的には、この第三の道を行くといいでしょう。

ゲーテはかつて「世界は大きくて豊かだし、人生はまことに多種多様」と述べました（エッカーマン著『ゲーテとの対話』）。この広い世界には、ありとあらゆる個性的な人間がいます。個性的な人間が、それにもかかわらず生きて、そこにいるということは、そんな人を平然と受け入れる環境があるということです。この驚くべき事実にこそ、発達障害の人にとっての希望があります。そういう「この世の片隅」を探す努力は、根気強く続けてみる必要があると思います。

そのためには、ひるむことなく、人生という旅に出てほしいと思います。新しい土地、新しい空気、新しい出会いのなかで、自分自身の可能性を探してほしいと思います。

こころの健康とは、イコール、幸福になること、幸福であることです。ゲーテの言葉をもう一度引用しましょう。

「才能を授かり才能に生まれついた者は、この才能に生きることがもっとも美しい生き方だ」（『ヴィルヘルム・マイスターの修業時代』）

どんな人間にとっても、自分の才能、自分の個性を存分に発揮することこそ、美しい生き方です。それは、発達障害といわれる人にとっても同じです。

発達障害といわれる方々におかれましては、発達障害についての知識を、自分自身を理解するための一助として使ってください。それで十分です。あとは、自分の能力を育み、個性を発揮し、この世にたったひとりしかない唯一無二の存在として、ほかの誰の人生でもない自分自身の人生を生き抜いてください。

おわりに

私の勤務する病院の「こころの診療科」には、一都六県を中心に、九州、中四国、北海道、時には海外在住の人も受診されます。こんなにも多くの皆さんにご利用いただけている理由は、私どもが「薬に頼らない」方針を掲げているからにほかなりません。

通常の保険診療（初回30分強）のみならず、自由診療としてのセカンドオピニオン外来（1回60分）もおこなっています。受診を希望される方は、当科外来もしくは医療相談部にお尋ねください。

私のところに飛行機で来院する患者さんは、「地元にもこういうところがあれば」とおっしゃいます。私も、各地に少数でいいからこのような治療をおこなっている精神科医がいてほしいと思います。

実際には、薬に頼らない方法は難しくなく、本書にそのエッセンスを記した通りです。「具体例がなくてわかりにくい」とお思いの方は、拙著『精神科医と考える薬に頼らないこころの健康法』（産学社）もご参照ください。

薬に頼らない方針は、大人以上に、子どもにとってこそ意義があります。なかでも発達障害などは、まさにその通りであり、発達障害は薬では発達しません。むしろ、健やかな生活習慣こそが、健やかな発達をあと押ししてくれるのです。

薬というものは、「必要な患者に、必要な量を、必要な期間に限って」最小限に使ってこそ意味があります。本書が発達障害とされている人たちの健やかな人生に少しでも寄与できることを祈っております。

青春出版社グループ（株）プライム涌光の深沢美恵子さん、ライターの樋口由夏さんには、本書編集に際して多大のご協力を賜りました。

私の発達障害に関する知識の大半は、患者さんたち、並びにそのご家族から賜っております。お世話になった皆さんに厚く御礼申し上げます。

２０１８年３月　　春霞の越谷にて

井原　裕

［参考文献］

＊1　Mokdad AH, Marks JS, Stroup DF et al. Actual Causes of Death in the United States, 2000. JAMA, 291（10）:1238-1245, 2004. doi:10.1001/jama.291.10.1238.

＊2　篠崎元：米国での双極性障害の過剰診断から学ぶ：それはなぜ起こり、何を残したのか？　臨床精神医学 40: 279-282, 2011.

＊3　Moreno C, Laje G, Blanco C, Jiang H, Schmidt AB, Olfson M: National trends in the outpatient diagnosis and treatment of bipolar disorder in yourth. Arch Gen Psychiatry 64: 1032-1039, 2007.

＊4　Rutter, M.: Autistic children: Infancy to adulthood. Seminars in Psychiatry, 2, 435–450, 1970.

＊5　Sigman, M., Ruskin, E., Arbeile, S., Corona, R., Dissanayake, C., Espinosa, M., & Zierhut, C.: Continuity and change in the social competence of children with autism, Down syndrome, and developmental delays. Monographs of the Society for Research in Child Development, 64, 1–114, 1999.

＊6　Helt, M., Kelley, E., Kinsbourne, M., Pandey, J., Boorstein, H., Herbert, M., & Fein, D.: Can children with autism recover? If so, how?　Neuropsychology Review, 18, 339–366, 2008.

青春新書
INTELLIGENCE

こころ涌き立つ「知」の冒険

いまを生きる

"青春新書"は昭和三一年に——若い日に常にあなたの心の友として、その糧となり実になる多様な知恵が、生きる指標として勇気と力になり、すぐに役立つ——をモットーに創刊された。

そして昭和三八年、新しい時代の気運の中で、新書"プレイブックス"にその役目のバトンを渡した。「人生を自由自在に活動《プレイ》する」のキャッチコピーのもと——すべてのうっ積を吹きとばし、自由闊達な活動力を培養し、勇気と自信を生み出す最も楽しいシリーズ——となった。

いまや、私たちはバブル経済崩壊後の混沌とした価値観のただ中にいる。その価値観は常に未曾有の変貌を見せ、社会は少子高齢化し、地球規模の環境問題等は解決の兆しを見せない。私たちはあらゆる不安と懐疑に対峙している。

本シリーズ"青春新書インテリジェンス"はまさに、この時代の欲求によってプレイブックスから分化・刊行された。それは即ち、「心の中に自らの青春の輝きを失わない旺盛な知力、活力への欲求」に他ならない。応えるべきキャッチコピーは「こころ涌き立つ"知"の冒険」である。

予測のつかない時代にあって、一人ひとりの足元を照らし出すシリーズでありたいと願う。青春出版社は本年創業五〇周年を迎えた。これはひとえに長年に亘る多くの読者の熱いご支持の賜物である。社員一同深く感謝し、より一層世の中に希望と勇気の明るい光を放つ書籍を出版すべく、鋭意志すものである。

平成一七年　　刊行者　小澤源太郎

著者紹介

井原　裕〈いはら ひろし〉

1962年、神奈川県生まれ。獨協医科大学埼玉医療センターこころの診療科教授、医師。東北大学医学部を卒業後、自治医科大学大学院博士課程修了。ケンブリッジ大学大学院博士号（Ph.D.）取得。順天堂大学医学部准教授を経て、2008年から現職。専門はうつ病、発達障害、プラダー・ウィリー症候群等。著書に『うつの8割に薬は無意味』（朝日新聞出版）、『薬に頼らないこころの健康法』（産学社）等。

「子《こ》どもの発達障害《はったつしょうがい》」に薬《くすり》はいらない

青春新書 INTELLIGENCE

2018年5月15日　第1刷

著者　井《い》原《はら》　裕《ひろし》

発行者　小澤源太郎

責任編集　株式会社プライム涌光

電話　編集部　03(3203)2850

発行所　東京都新宿区若松町12番1号 〒162-0056　株式会社青春出版社

電話　営業部　03(3207)1916　振替番号　00190-7-98602

印刷・中央精版印刷　製本・ナショナル製本

ISBN978-4-413-04542-1